ACTION THÉRAPEUTIQUE

DE

SALIES-DE-BÉARN

CONTRE

L'ÉVOLUTION CHRONIQUE DES MALADIES

ET

LEURS COMPLICATIONS MICROBIENNES

PAR

LE Dr RAYMOND PETIT

PROFESSEUR ET LAURÉAT DE L'ÉCOLE DE MÉDECINE DE RENNES
ANCIEN INTERNE DES HOPITAUX DE PARIS
MEMBRE DE LA SOCIÉTÉ ANATOMIQUE ET DE LA SOCIÉTÉ D'HYDROLOGIE MÉDICALE DE PARIS
CHEVALIER DE L'ORDRE DE SAINT-GRÉGOIRE-LE-GRAND, OFFICIER D'ACADÉMIE
MÉDECIN CONSULTANT A SALIES-DE-BÉARN

PARIS
LECROSNIER & BABÉ, LIBRAIRES-ÉDITEURS
23, PLACE DE L'ÉCOLE DE MÉDECINE, 23

1890

ACTION THÉRAPEUTIQUE

DE

SALIES-DE-BÉARN

ACTION THÉRAPEUTIQUE

DE

SALIES-DE-BÉARN

CONTRE

L'ÉVOLUTION CHRONIQUE DES MALADIES

ET

LEURS COMPLICATIONS MICROBIENNES

PAR

LE Dr RAYMOND PETIT

PROFESSEUR ET LAURÉAT DE L'ÉCOLE DE MÉDECINE DE RENNES
ANCIEN INTERNE DES HOPITAUX DE PARIS
MEMBRE DE LA SOCIÉTÉ ANATOMIQUE ET DE LA SOCIÉTÉ D'HYDROLOGIE MÉDICALE DE PARIS
CHEVALIER DE L'ORDRE DE SAINT-GRÉGOIRE-LE-GRAND, OFFICIER D'ACADÉMIE
MÉDECIN CONSULTANT A SALIES-DE-BÉARN

PARIS
LECROSNIER & BABÉ, LIBRAIRES-ÉDITEURS
23, PLACE DE L'ÉCOLE DE MÉDECINE, 23

1890

PRÉFACE

Quand on médite les faits heureux, et chaque jour plus nombreux, que la médecine observe à Salies-de-Béarn, on est frappé de voir l'action thérapeutique de cette station hydrominérale s'exercer exclusivement contre l'évolution chronique *des affections morbides; on constate en même temps la puissance remarquable de cette médication complexe pour prévenir et arrêter, avec les désordres de la nutrition générale et locale, les* fermentations microbiennes *ainsi que les* auto-intoxications par les alcaloïdes animaux, *qui trop souvent viennent compliquer ces maladies et en déterminent parfois la terminaison funeste.*

Les malades que Salies guérit ou améliore sont tous en effet, depuis plusieurs mois ou plusieurs années, aux prises avec des troubles de santé qui empoisonnent leur existence. Tous présentent des affections, portent des lésions et souffrent de troubles fonctionnels qui se succèdent avec une décevante lenteur. Aussi leurs forces ont-elles toujours diminué, souvent même continuent-elles de le faire, quand ils arrivent; leurs synergies vitales se sont relâchées, et leur organisme épuisé, menacé sur tant de points à la fois, constitue déjà ou va devenir un milieu de culture fatalement favorable au développement de microbes nocifs et de poisons organiques qui en achèveront la destruction.

Si l'on ne fait intervenir à temps une médication aussi puissante et énergique que celle de Salies-de-Béarn, on voit ces organismes fléchir de plus en plus, devenir le théâtre d'une interminable succession de douleurs physiques et morales, et s'incliner fatalement vers une fin prochaine et prématurée.

Il nous a paru intéressant, autant au point de vue scientifique que pratique, de nous demander comment *et* pourquoi, *ainsi que nous le constatons chaque jour chez les malades venus à Salies, se produisent l'arrêt de ces désespérantes évolutions chroniques des affections qui les minent, la disparition parfois rapide et définitive des lésions, des symptômes et des complications microbiennes, le retour radical des forces, en un mot le rétablissement de la santé, et, avec elle, une renaissance véritable.*

Comme mon savant collègue et ami le professeur Ch. Bouchard, je pense qu'en médecine « il faut (autant que possible) savoir ce que l'on fait et pourquoi on le fait. » — Si les merveilleux progrès de la science moderne peuvent éclairer et faciliter la solution de ce problème, doit-il en être une plus satisfaisante application? — C'est ainsi que le médecin peut examiner les faits, les rapprocher, les comparer, découvrir le secret de leur enchaînement et parvenir à en déduire les indications positives qui le guideront dans la recherche et l'application des moyens de traitement : c'est en un mot, après en avoir fait la consciencieuse analyse, en établir la synthétique philosophie au profit de l'homme malade.

L'erreur vient trop souvent de ce qu'on a préconçu des théories, établi des systèmes sous le joug desquels on prétend courber les faits, quitte à les mutiler. — La vérité médicale consiste au contraire à chercher, sans parti pris, les lois « de la science et de l'art de prévenir les maladies et de guérir les malades, » non dans de spéculatives conceptions, mais dans une observation libre, non systématique, des faits morbides au sein desquels ces lois sont inscrites.

Il ne suffit plus aujourd'hui d'assembler des phénomènes, de les classer plus ou moins bien, de les subordonner à d'autres faits plus généraux et plus constants que l'on décore du nom de lois,... le temps des statistiques pures mises au service du seul empirisme est passé tout autant que celui des simples collections.

Aidé de l'observation et de l'expérimentation, déduisant tantôt directement, tantôt par analogie, le médecin doit désormais, dans ses recherches physiologiques, pathologiques et thérapeutiques, s'appuyer sur des principes rationnels et philosophiques. C'est ainsi que, en médecine pratique, il faut chercher à découvrir, à pénétrer de son mieux, et selon les progrès indéfinis de la science humaine, les causes des maladies, le mode et les produits de leur action sur l'homme vivant, le secret de l'évolution de ces actes morbides, et dès lors celui des agents et des circonstances capables de modifier en bien ou en mal leur marche et leur terminaison. L'avenir de la thérapeutique est là tout entier, et cet avenir est d'autant plus rassurant que cette partie de la médecine devient ainsi réellement positive et rationnelle, sans cesser d'être expérimentale.

Si donc Ch. Bouchard a dit éminemment : « le médecin doit penser pathogéniquement, » c'est-à-dire chercher les causes des maladies, le mode et l'enchaînement de leurs actions pathogènes, ce même principe doit conduire le médecin à penser et à agir en vue de l'application d'une thérapeutique scientifique et positive, assise sur l'expérimentation en même temps que sur la libre observation et la saine philosophie des faits qui se succèdent au sein de l'homme malade.

« Prévenir les maladies et guérir les malades, » telle est la devise de la médecine, et ce doit être le but principal et supérieur de toute la vie professionnelle du médecin. Quoi de plus utile que de faire servir à l'obtention d'un résultat si élevé les découvertes contemporaines de la science ? — C'est pourquoi, en saluant joyeusement ces progrès modernes, nous désirons contribuer, pour notre part, à en parfaire l'application pratique à la médecine.

Cependant, nous ne sommes pas de ceux qui, éblouis par les seules lumières du présent, font fi de la tradition médicale et la jettent, d'un cœur léger, par-dessus le bord. Dans nos recherches, au contraire, nous nous efforcerons de ressaisir les anneaux de la tradition médicale et de les renouer aux vérités nouvelles qui doivent logiquement en continuer la chaîne.

En même temps donc que nous tenterons l'explication médicale des phénomènes thérapeutiques *que nous observons chez les malades qui viennent guérir à Salies-de-Béarn, et afin de « bien savoir ce que nous faisons et pourquoi nous le faisons, » nous rechercherons principalement pourquoi et comment ces malades ont perdu la santé, pourquoi et comment ils ne peuvent spontanément la reconquérir.*

Ce sera, croyons-nous, le moyen de jeter quelque nouvelle lumière sur les secrets de ces eaux si puissantes et si salutaires de Salies-de-Béarn, et en favoriser une application d'autant plus heureuse et progressive que, sans cesser d'être sanctionnée par l'expérience, elle tendra chaque jour à devenir plus scientifique et plus rationnelle.

BIBLIOGRAPHIE MÉDICALE

DE

SALIES-DE-BÉARN

Si, au XIIe siècle, il y avait des médecins à Salies-de-Béarn, nous ignorons les travaux qu'ils ont pu transcrire sur leurs tablettes; cependant, à cette époque, la *ville du sel* (Salies), depuis longtemps déjà, offrait à ses habitants les richesses hydro-minérales de sa fontaine. Ceux-ci avaient coutume, pendant l'été, de venir se plonger dans ses eaux bienfaisantes; si leur race passait pour belle et forte, parmi celles des Pyrénées, ils le devaient tellement à l'action salutaire de ces bains que leur constitution physique s'est visiblement appauvrie depuis que l'accès de la *fontaine salée* n'est plus libre pour tous.

En 1052, le duc de Gascogne, Sanche Guillaume, y recouvra la santé : les archives n'ont malheureusement pas gardé le nom de la maladie qui conduisit ce souverain à Salies, pas plus qu'elles ne l'ont fait pour les cas innombrables de guérisons dont, pendant huit siècles, la tradition populaire a fidèlement transmis le souvenir.

La première indication médicale que nous connaissions sur Salies-de-Béarn remonte en 1848. A l'instigation de Trousseau, Figuier et Mialhe présentèrent un mémoire à l'Académie de Médecine, dans lequel ils signalaient la richesse minérale de Salies-de-Béarn.

En 1853, le docteur Filhol publiait des remarques analogues.

Mais il faut arriver en 1860 et 1861 pour trouver le premier travail important sur la thérapeutique des maladies par les eaux de Salies-de-Béarn. Ce travail émanait de MM. les docteurs Reveil, O. Henry fils et Nogaret.

Dans la même année, M. le docteur Durand-Fardel donnait l'analyse quantitative des eaux de Salies et énumérait, dans son *Dictionnaire des eaux minérales*, les propriétés curatives de cette source, qu'il spécialisait contre la scrofule et le rhumatisme chronique.

En 1862, Trousseau et Pidoux écrivaient, à propos du *Brôme :* « les eaux-mères iodo-chloro-bromurées de Salins (Jura), celles des salines de la Méditerranée, *et surtout les eaux-mères chloro-iodo-brômurées de Salies* (Basses-Pyrénées) *sont aujourd'hui généralement employées*, etc. »

Ces remarques importantes des deux célèbres thérapeutistes étaient basées sur les observations, déjà nombreuses, recueillies par MM. Reveil, O. Henry fils, et Nogaret, en 1860. Ces mêmes médecins en publièrent de nouvelles en 1867, et, dans une seconde édition, signalèrent en particulier comme guérissant ou étant améliorées à Salies : *certaines affections rhumatismales, certaines paralysies,* les *déviations utérines,* la *scrofule*, l'*anémie, certaines névroses*, les *varices* (*hémorrhoïdes, varicocèles, varices des membres*), les *métrites* et les *diarrhées par atonie intestinale*.

En 1865, M. le docteur de Larroque de Coustalé signalait les mêmes succès thérapeutiques ; il ajoutait à cette liste des maladies pratiquement justiciables de Salies : la *chlorose*, la *dysménorrhée*, les *névropathies arthritiques*, le *rachitisme*, le *mal vertébral de Pott*, les *coxalgies*, l'*éléphantiasis des Arabes*.

En 1873, le docteur Nogaret présentait au Congrès scientifique de France une notice sur l'action spéciale des eaux *brômurées* de Salies-de-Béarn, dans les *névroses* (névralgies, hystérie, épilepsie).

Un essor nouveau devait être donné à la thérapeutique salisienne par notre éminent confrère et ami, M. le docteur Foix. En 1878, ce praticien distingué publia un premier mémoire dans lequel son esprit si foncièrement médical groupa, mieux que ne l'avaient fait ses devanciers, les maladies qu'il avait vu ou guérir ou être améliorées à Salies. Il signalait ainsi dès ce moment les états généraux pathologiques, constitutionnels ou diathésiques, dont les affections multiples avaient exprimé l'existence chez les malades venus à Salies : l'*arthritis*, la *scrofule*, la *syphilis*, le *lymphatisme*, les *anémies*, les *atonies générales et locales*, le *rachitisme*, les *névroses* et les *paralysies*, tous ces états morbides étaient indiqués par le docteur Foix comme profondément et très heureusement modifiés dans leurs diverses manifestations, chez les malades qu'il observait chaque jour. Les *affections utérines* furent considérées dès lors, et avec juste raison, comme généralement curables, à Salies-de-Béarn, souvent même quand elles avaient résisté à tous les autres traitements.

Cinq ans plus tard, M. le docteur Foix apportait un nouveau trophée de médecine pratique en faveur des eaux de Salies-de-Béarn. Sous trois titres généraux : *Maladies des enfants, — Maladies des femmes, — Maladies des adultes,* il groupa de main de maître les affections pathologiques qu'apportaient à la *Fontaine salée* des malades chaque jour plus nombreux. Il montra que l'action des eaux chlorurées bromo-iodurées modifiait heureusement et parfois très rapidement des états morbides souvent fort anciens, que les organismes épuisés par de multiples affections se relevaient à Salies en guérissant ces affections. Il insista, plus encore qu'en 1878, sur les effets vraiment héroïques de la source salée dans les affections utérines de toutes sortes, et en particulier dans les myo-fibrômes de la matrice. En fixant ainsi d'une main sûre les indications et contre-indications des eaux de Salies-de-Béarn, M. Foix a rendu aux malades ainsi qu'à la médecine, et par suite à la station Salisienne, les plus importants services.

MM. les docteurs Dupourqué, Marcadet, Lejard et Marsôo, sont venus, de 1884 à 1889, confirmer ces précieuses observations en publiant, dans d'intéressantes études, de nouveaux faits bien capables d'asseoir plus solidement encore, la légitime et croissante renommée des eaux minérales de Salies-de-Béarn.

Si tout était dit et connu désormais, sur cette importante source d'agents thérapeutiques, il y aurait, sinon mauvaise grâce, au moins inutilité à tenter d'augmenter encore les éléments capables d'éclairer les médecins et les malades.

Cependant, la médecine étant une science d'observation, pour en connaître les lois, il ne faut jamais se lasser d'analyser, de chercher, et de faire la philosophie synthétique de ce que chacune des générations médicales découvre : chaque praticien doit donc apporter sa part de travail dans cet immense monument scientifique, destiné à « prévenir les maladies et à guérir les malades ».

Je n'ai pas la prétention de tout dire sur Salies : sans en transcrire ici le détail, je présenterai tout d'abord le groupement naturel des faits observés par mes confrères et de ceux déjà nombreux que j'y ai recueillis moi-même ; j'en esquisserai en même temps la pathogénie générale, au seul point de vue de leur évolution chronique.

Dans une seconde partie, j'étudierai la thérapeutique rationnelle que nous appliquons à Salies contre ces maladies et ces affections. Afin de répondre au titre de cette étude, j'insisterai tout particulièrement sur les modifications heureuses et profondes que Salies imprime aux organes et aux fonctions de la *Nutrition générale;* c'est principalement en effet en relevant ces fonctions que les eaux chlorurées sodiques fortes bromoiodurées effacent les conditions permanentes de l'*évolution chronique* des maladies.

J'arrêterai aussi l'attention sur ces *complications microbiennes,* si fréquentes et parfois si funestes, contre lesquelles les eaux de Salies-de-Béarn sont véritablement spécifiques.

PREMIÈRE PARTIE

MALADIES QUI GUÉRISSENT

A

SALIES-DE-BÉARN

Classification et Pathogénie générale.

I

MALADIES CONSTITUTIONNELLES

J'inscris sous ce titre : l'*Arthritis* (goutte et rhumatisme), la *Scrofule,* et la *Maladie* dite *hémorrhoïdaire*.

Ces maladies générales sont intimement liées à la constitution, au tempérament morbide, presque toujours héréditaires, des sujets qui en sont victimes. Elles sont caractérisées par la multiplicité et la diversité de siège des affections qu'elles déterminent, et par la facile récidive de ces manifestations. Leur marche générale est essentiellement chronique et périodique, bien que certaines de leurs affections puissent présenter une marche aiguë. Si quelques-unes de leurs complications sont parasitaires et même contagieuses, ces maladies ne le sont pas par elles-mêmes.

Je relègue la *Syphilis* et l'*Impaludisme* dans le groupe des maladies microbiennes, parce qu'elles semblent s'en rapprocher de plus en plus, à mesure qu'on en pénètre mieux la pathogénie.

Quant à la *Dartre,* si tant est qu'il faille la conserver à titre de maladie constitutionnelle, je n'ai à la citer que pour dire que, jusqu'ici, ses affections n'ont pas paru recevoir des eaux chlorurées fortes, bromo-iodurées, l'influence si salutaire qu'en reçoivent l'Arthritis et la Scrofule.

1° Arthritis (Goutte et Rhumatisme).

Cette maladie constitutionnelle et héréditaire a une marche essentiellement chronique et périodique : elle est caractérisée par des affections congestives, inflammatoires et nerveuses, à siège multiple, et principalement par un ralentissement, parfois considérable, de la nutrition déterminant des surcharges et des dégénérescences.

Cette définition explique pourquoi tant d'affections morbides différentes se trouvent ainsi reliées dans un même groupe, et comment les sujets qui les supportent sont tous plus ou moins atteints, en même temps, de l'un ou de plusieurs de ces états morbides généraux que relient étiologiquement les troubles nutritifs de l'organisme.

Toutes les affections qu'on a continué de rattacher à l'Arthritis ne guérissent pas à Salies. On doit, jusqu'à présent, excepter de celles qui ne sont pas justiciables des eaux salées, surtout le *Rhumatisme articulaire aigu* et l'*Asthme arthritique.*

On voit guérir à Salies-de-Béarn une foule d'affections arthritiques de l'enfance, de l'adolescence et de l'âge adulte.

A. Enfance : Les bains chlorurés, bromo-iodurés, ont une action profonde et puissante sur ces *dispositions morbides* que présentent les enfants des goutteux, des arthritiques; leur usage éloigne, chez ces enfants, les dispositions constitutionnelles :

aux *rhumes,* aux *coryzas,* aux *bronchites* remarquables par leur fréquence, par l'intensité de leur début, par leur courte durée ;

aux *angines tonsillaires* que provoque le moindre refroidissement ;

aux *migraines* qui apparaissent surtout à partir de la quinzième année ;

aux *épistaxis* fréquents de cette période de la vie ;

à l'*obésité prématurée* des enfants d'arthritiques, de goutteux ;

B. Adolescence : Les affections arthritiques de cet âge que guérit Salies sont surtout :

les *eczémas circinés,* les *pityriasis* de la région sternale, de l'aisselle, de l'aîne, — l'*intertrigo* des jeunes obèses ;

les *dyspepsies* à digestion lente, avec pesanteur et gonflement épigastriques après les repas, accompagnées de flatulence, d'aigreurs, de pyrosis, de constipation et de céphalée... J'ajoute : et d'auto-intoxications par poisons gastro-intestinaux ;

les *blennorrhées,* les *leucorrhées* et leurs complications, qu'elles soient la conséquence d'une blennorrhagie aiguë, ou qu'elles se soient développées, comme cela se voit, chroniques d'emblée, sans qu'il y ait nécessité de leur reconnaître une autre cause que la maladie arthritique, et qu'on y rencontre ou non les gonocoques de Neisser;

les *dépôts fréquents d'urates et d'acique urique* dans les urines;

le *prurit anal* fréquent, avec tendance aux hémorrhoïdes, ou tout au moins d'un suintement glaireux, muqueux, quand il n'est pas sanguinolent;

les *gravelles* oxalique, phosphatique et surtout urique;

la *tendance à la chronicité des coryzas et des bronchites* qui s'accompagnent d'un peu d'oppression facile, avec expectoration glutineuse, adhérente;

les *granulations* du pharynx et le *catarrhe chronique de la trompe d'Eustache,* avec la surdité incomplète qui en résulte; j'ai vu disparaître, par l'emploi des bains salés et des douches ou pulvérisations d'eau additionnée d'eau salée ou d'eaux-mères, des granulations rebelles du pharynx;

les *céphalées congestives,* les *migraines,* les *fluxions hémorrhoïdaires,* toutes affections qui se succèdent ou coïncident, effets d'une même cause... la maladie arthritique;

les *poussées furonculeuses,* sans sucre dans les urines, mais avec précipités uratiques et d'oxalate de chaux;

la *calvitie précoce,* qu'elle soit due à l'atrophie primitive des follicules pileux ou au pityriasis capitis;

l'*anémie,* les *dyspepsies* et les *auto-intoxications* de certains arthritiques qui, à cette période de leur vie, sont fatigués, surmenés par des excès, soit de travail, soit de bonne chère, soit de plaisirs;

les *névralgies* diverses, surtout les névralgies de la tête (sus-orbitaire, etc.);

les *arthralgies* ou douleurs articulaires, avec ou sans craquements, avec ou sans fluxions; les *myalgies* diverses (lombago, etc.);

ces *malaises digestifs* caractérisés par les pesanteurs de tête, par l'amertume matutinale de la bouche, l'anorexie ou parfois un appétit exagéré le matin, une langue saburrale, une sensation de pesanteur au foie, de plénitude du basventre et de la région anale, avec urines fortement colorées en rouge brun, sans pigment biliaire : tous ces troubles sont aggravés par le régime animal exagéré, les viandes, les graisses, les farineux, les épices, le café, l'alcool. Ces dyspepsies des jeunes gens, fils d'arthritiques, de goutteux, disparaissent ou s'éloignent très heureusement à Salies : elles sont en partie produites par des auto-intoxications.

Signalons enfin ces *vertiges arthritiques* qui cèdent bien également à l'influence des eaux salées : ils sont, on le sait, caractérisés par des modifications du caractère qui se lient à la sensation de tournoiement, de vacuité du cerveau. Le caractère devient morose, irritable, impatient, agressif, l'intelligence est obtuse, la faculté d'attention diminuée, la mémoire amoindrie, le travail est pénible et même impossible. Le malade a conscience de ce changement dans son humeur, dans ses facultés intellectuelles ; il s'en inquiète, craint le développement de quelque maladie cérébrale ; il dort mal.

Cet état si pénible est particulièrement bien modifié à Salies : je l'y ai vu complètement disparaître chez des malades qui en souffraient depuis plusieurs mois, sans pouvoir s'en délivrer : les auto-intoxications sont encore ici un élément pathogénique non négligeable.

Je dois aussi indiquer comme s'étant assoupies à Salies ces dispositions aux *gastralgies arthritiques* qui reviennent par crises violentes, avec barre atrocement douloureuse à la base de la poitrine, avec angoisses, sueurs froides, vomissements.

C. Age adulte : Toutes les affections arthritiques de l'adolescence peuvent se montrer de vingt-cinq à soixante ans, et les eaux chlorurées bromo-iodurées trouvent pour les combattre leurs heureuses indications. Mais c'est l'âge des *accès de goutte aiguë* proprement dits ; contre ces accès eux-mêmes, jusqu'à présent, les eaux de Salies ne sont pas employées, mais elles les préviennent heureusement par leur action sur la prédisposition morbide de certains arthritiques aux accès de goutte.

Leur seule indication dans les affections arthritiques de cette période de la vie réside dans la persistance des troubles de l'adolescence, et dans certaines *arthrites* affectant, les unes plusieurs jointures qu'elles déforment, les autres une ou deux articulations, comme celles des genoux, dont elles provoquent les craquements douloureux et la gêne des mouvements : nous y reviendrons. J'ai vu de ces reliquats d'arthrites goutteuses, rhumatismales, les raideurs et les engorgements chroniques des articulations, disparaître à Salies.

L'expérience a démontré que, dans tous les cas, si les eaux chlorurées fortes bromo-iodurées ont ainsi une puissante action contre tout ce cortège d'affections, elles cessent d'être indiquées à mesure que les arthritiques vieillissent et s'inclinent vers l'état cachectique. Quand ils maigrissent, quand ils ont souvent des vomissements, de la diarrhée, de l'essoufflement, de la cardio-aortite, de l'albuminurie, de l'hydropisie, etc., quand, en un mot, ils en sont arrivés à la consomption, à la période des métastases goutteuses du côté des grands viscères, il est trop tard pour tenter sur ces organismes épuisés, pauvres désormais de forces radicales, une intervention aussi énergique.

Mais tant que la vie végétative demeure florissante, tant que, bien qu'impotents, les malades gardent un embonpoint notable et les apparences de la santé, si aucune affection grave des grands viscères, si aucunes complications, telles que l'albuminurie, l'anasarque, les lésions organiques, l'asthme, ne se montrent... Salies continue de rendre de signalés services, en fortifiant les malades, en soutenant leur activité nutritive, en éloignant ou amoindrissant leurs souffrances, et retardant en somme l'échéance fatale de la consomption.

Je ne fais que mentionner ici les *affections de l'utérus et de ses annexes;* bien qu'elles soient souvent liées étiologiquement à la maladie constitutionnelle Arthritis, et que dès lors elles soient justiciables de Salies, je me réserve, vu leur importance, d'en parler dans un article spécial.

Je ne veux pas clore cette liste des affections arthritiques qui guérissent à Salies, sans signaler d'une manière toute particulière la nature toxique de certaines affections qui viennent parfois compliquer ces manifestations arthritiques, et l'origine microbienne de quelques-unes d'entre elles.

Ici c'est le champignon *Microsporon furfur* du Pityriasis versicolor; — là, c'est le *Gonocoque de Neisser* dans certaines blennorrhées, le *Staphylococcus aureus* dans les furoncles; ailleurs, dans les malaises digestifs des arthritiques, surmenés ou non, et dans les troubles cérébraux, nerveux, qui s'y trouvent liés, ce sont des poisons.

Au sein du laboratoire humain, ces poisons sont, on le sait, formés soit par l'organisme même, soit par les microbes ou végétaux inférieurs qui habitent naturellement le tube digestif, ou par ceux qui n'y sont introduits qu'accidentellement. Que ces substances toxiques soient introduites ou fabriquées en excès, ou qu'elles ne soient plus suffisamment détruites ou éliminées par les organes qui ont charge de cette importante fonction, dans tous les cas elles agissent à titre de poisons, et les arthritiques doivent compter avec leurs effets toxiques.

Si, à Salies, j'ai vu plus d'un arthritique délivré des symptômes si pénibles de ces intoxications, je crois devoir attribuer au traitement qu'ils y ont subi soit la diminution de la quantité de leurs poisons fabriqués, soit la stimulation des fonctions de leurs organes chargés de détruire et de rejeter au dehors ces substances morbigènes.

La pathogénie générale de l'Arthritis, comme celle des autres maladies dont nous nous occupons ici, trouvera, dans tout ce qui va suivre, des éclaircissements suffisants pour inspirer les indications thérapeutiques qui doivent en ressortir.

2° Scrofule.

Cette maladie constitutionnelle et héréditaire a une marche essentiellement chronique et périodique : elle est caractérisée par des affections congestives et inflammatoires, se succédant à de plus ou moins longs intervalles, liées à un tel affaiblissement de la nutrition que presque toutes présentent, avec un état de torpidité, la tendance destructive. Cette tendance destructive se manifeste par des processus, tantôt d'ulcération, tantôt de suppuration ou de dégénérescence des tissus, processus presque toujours déterminés par l'introduction secondaire de parasites microbiens qui aggravent les affections scrofuleuses et les compliquent du danger de l'état infectieux.

On voit guérir à Salies toutes les affections de cette maladie constitutionnelle, tant qu'elles n'appartiennent pas à la période ultime.

Je ne ferai pas l'énumération de ces affections suivant les âges, parce que les choses ne se passent plus ici comme dans l'Arthritis ; la scrofule, en effet, peut évoluer selon ses formes et dans ses périodes les plus graves, sans que l'âge des malades semble y apporter d'entraves.

Il est donc préférable de grouper, selon la période de leur évolution, les affections scrofuleuses qui guérissent à Salies.

A. *Première période.* — On guérit à Salies :

les *adénites cervicales* des petits enfants qui ont eu des éruptions à la peau voisine du cuir chevelu ;

les *affections des muqueuses : coryza* habituel, fluent, lié à l'impétigo des narines et de la lèvre supérieure (mufle strumeux) ; l'*otorrhée* rebelle, séro-purulente, sans carie ; les *blépharites* chroniques ; les *leucorrhées* et *vulvites* des petites filles, les *balanites* des petits garçons.

B. *Seconde période.* —

Les *affections ganglionnaires*, qu'elles soient suppurées ou non, ouvertes ou fermées, volumineuses et multiples ou petites et uniques, toutes sont profondément et très heureusement modifiées. Qu'on emploie les douches locales à jet filiforme d'eau salée ou les bains, les applications de compresses imbibées d'eaux-mères, toujours on voit la guérison s'effectuer, avec une rapidité qui dépend de l'étendue et de la période de l'adénite, des complications concomitantes, et de l'état général des malades.

On peut dire que nul agent thérapeutique ne possède la puissance des Eaux de Salies pour guérir ces adénites scrofuleuses. Sont-elles massées en tumeur multiganglionnaire, ou sont-elles uniques, mais non suppurées ? — On voit ces ganglions se dissocier de la masse, se libérer de leurs voisins, diminuer de volume, de consistance, et disparaître.

Sont-ils suppurés ? — L'action des Eaux détermine l'ouverture spontanée de l'abcès ganglionnaire si elle n'a pas encore eu lieu, sinon, elle augmente tout d'abord le pus ; puis, les trajets fistuleux, les ulcérations, les décollements se remplissent de bourgeons charnus de bonne nature, le pus y devient louable et leur guérison se complète ; enfin les microbes de la suppuration et ceux de la tuberculose (si le bacille de Koch a compliqué l'adénite) sont rendus impuissants au sein de ces tissus dont la nutrition est redevenue normale et qui ne présentent plus aux ferments figurés un terrain favorable de culture.

Les *affections de la peau et des muqueuses* sont, dans cette seconde période, plus rares, mais plus profondes : elles guérissent bien à Salies. Sous l'influence des bains, dont on peut, s'il est nécessaire, à l'aide d'une pommade isolante, empêcher l'action trop directe, on voit les ulcérations, les tubercules, les productions fibro-plastiques, et les *lupus* en particulier suspendre leur évolution destructive, et les pertes de substance se réparer.

Les *ophthalmies* de cette période sont plus sérieuses ; cependant les processus d'ulcération, d'infiltration exsudative, etc. de la conjonctive, de la cornée, s'arrêtent, et les taies et les ulcères s'effacent.

Les *tumeurs lacrymales* avec carie de l'os unguis, les caries des phalanges se tarissent et se cicatrisent.

Les *abcès froids* diminuent et se résorbent par régression suivie de résorption de leur contenu, s'ils sont petits et clos; leur suppuration s'épuise, diminue et disparaît en même temps que leurs parois se recollent, s'ils sont ouverts. Enfin, leur évacuation suivie d'injection d'éther iodoformé est, comme je l'ai observé, suivie de guérison plus sûrement que si ce moyen local était employé sans le secours puissant des bains salés. On remarque que les cicatrices, habituellement si accusées et si indélébiles, sont moins profondes, moins réticulées, moins apparentes après le traitement de Salies.

L'*état général des scrofuleux* est, dès cette période, souvent assez sérieux : les malades sont mous, apathiques, paresseux ; leur face est pâle, triste, indifférente ; ils présentent de l'*anémie*. Or, cet état général est invariablement et rapidement corrigé par le traitement balnéaire ; il est remplacé par un retour d'activité qui s'exprime par une physionomie plus animée, un œil plus vif, de la gaîté, un attachement progressif aux choses de la vie, en même temps que l'analyse hématoscopique constate une augmentation de richesse du sang, et une activité plus grande des échanges nutritifs.

C. *Troisième période.*

Malgré la gravité plus grande des affections de cette phase de la scrofule et l'importance plus sérieuse des tissus et des organes envahis, malgré surtout les complications microbiennes et infectieuses qui viennent surajouter leurs effets nocifs aux altérations pathologiques qui leur ont préparé des milieux favorables de culture, Salies opère encore de merveilleux et durables effets dans les affections suivantes :

Écrouelles énormes, suppurées, ulcérées, tuberculeuses ;

Affections tuberculeuses de ganglions bronchiques, abdominaux (carreau), et autres ;

Coryza avec ulcération de la pituitaire, des os du nez et des cornets, *ozène ;*

Arthrites fongueuses ;

Tumeurs blanches, coxalgies et autres (arthrites, périarthrites, synovites-tendineuses, arthro-ostéites tuberculeuses, suppurées ou non, avec ou sans ouvertures) ;

Mal vertébral de Pott (osseux ou articulaire) ;

Abcès par congestion. « Sous l'influence produite par les bains, ces abcès, » écrivait M. le docteur Foix, en 1883, « accomplissent leur migration d'une manière plus rapide ; ils passent à l'état subaigu, la poche ne tarde pas à se distendre, la peau rougit et s'amincit. J'ai l'habitude de les ouvrir par simple incision, sans exercer de compression sur la poche pour la vider, de manière à permettre à l'eau du bain de pénétrer dans la cavité et d'en modifier les parois. Je n'ai jamais observé le moindre accident de putridité, ni rien qui y ressemble. » J'ai pu vérifier moi-même la vérité de l'assertion de mon savant confrère : cependant dans un cas d'abcès par congestion provenant d'une affection des os du bassin, je me suis contenté d'une simple ponction aspiratrice suivie d'une injection d'éther iodoformé, et, ce traitement local, aidé de la thérapeutique balnéaire salée forte, m'a donné en moins de trois semaines la plus satisfaisante amélioration générale et la plus complète guérison de l'abcès, sans qu'il se soit ouvert ;

Les *caries du sternum* et des côtes ;

Le *spina ventosa ;*

Les *ostéites, ostéo-périostites, ostéo-myélites* suppurées avec ou sans nécrose, surtout dans les os spongieux ;

La *carie du rocher* et de l'*apophyse mastoïde,* avec *otite moyenne* suppurée, destruction des osselets, du tympan et surdité ;

Les *tubercules du testicule ;*

La *pneumonie scrofuleuse*, quand il n'y a aucune acuité, aucune fièvre concomitante, en un mot quand l'affection est en pleine phase torpide : « J'ai vu disparaître sous l'influence des Eaux de Salies, » écrivait M. le docteur Foix, « bien des engorgements du sommet.... J'ai été même assez heureux pour voir survenir la guérison complète dans deux cas de cavernes. »

L'*albuminurie* qui complique les suppurations prolongées n'est pas une contre-indication des Eaux de Salies, si elle n'est pas liée à des lésions profondes du rein, ce que l'on peut constater par l'examen au microscope.

Quand les malades ont maigri, pâli, que leur facies décoloré est devenu terreux, bouffi, leur peau molle, flasque, pendante, que la fièvre hectique s'allume, que surviennent les complications pulmonaires, intestinales et autres... il est trop tard, Salies ne peut plus lutter contre des états cachectiques aussi avancés.

Signalons encore ici un fait de première importance : une foule des affections scrofuleuses qui guérissent bien à Salies sont, sinon engendrées par des microbes pathogènes, du moins sérieusement compliquées par leur présence, leur pullulation, les lésions que produisent ces champignons inférieurs au sein des tissus dont ils se nourrissent, et par les produits toxiques qu'ils peuvent y former.

Je n'en veux pour exemple que la présence des *Staphylocoques pyogènes* et de leurs congénères qui ne font jamais défaut dans les suppurations scrofuleuses des muqueuses, du tissu cellulaire, de la peau, des ganglions lymphatiques, des os, des articulations, des poumons même. Il convient d'y ajouter les Bacilles de la tuberculose si fréquemment rencontrés, à titre d'agents pathogènes, dans les ostéo-myélites, les caries, les tumeurs blanches, les écrouelles, les abcès froids, les lupus, les pneumonies, etc., quand ces affections évoluent sous la double influence de la Scrofule (cause initiale) et du Bacille de Koch (cause seconde). Or, nous voyons de ces affections guérir à Salies ; donc les microbes pathogènes qui leur sont liés cessent, sous l'influence de ces Eaux, d'exercer leur nocivité.

J'ajoute même qu'à Salies, chez les scrofuleux qui suppurent et qui, avant toute infection putride ou purulente, ont déjà acquis le *bénéfice prophylactique* des Eaux chlorurées, on ne voit se développer ni érysipèles, ni infections par le pus. C'est dire que l'usage des Eaux de Salies prévient chez les scrofuleux les complications, pourtant si fréquentes et si funestes, qu'occasionnent chez eux soit les *Streptocoques de l'érysipèle*, soit les *Micrococues* et les *Vibrions* de la septicémie et de la putréfaction.

Les *Eaux de Salies sont donc anti-microbiennes chez les Scrofuleux,* puisqu'elles les délivrent des microbes pathogènes déjà installés dans leur organisme, et les garantissent de ceux qui les menacent.

3° Maladie Hémorrhoïdaire.

On s'étonnera peut-être de me voir placer les *Hémorrhoïdes* parmi les maladies constitutionnelles : cependant les caractères de cette maladie sont tels qu'il est difficile de ne pas la classer à côté de l'Arthritis.

Si l'affection anale prédomine le plus souvent, si c'est elle qui provoque les plaintes des malades et éveille plus spécialement l'attention du médecin, n'est-elle pas loin d'être tout dans la maladie ? Les varices hémorrhoïdaires en effet ne sont réellement que l'un de ses éléments : il s'y joint un assez grand nombre d'affections viscérales qui, ou coïncident, ou alternent avec les hémorrhoïdes. Il en résulte un ensemble d'états morbides caractérisés par des phlegmasies, des congestions, des névroses et surtout des hémorrhagies : ces affections viscérales et anales évoluent sous l'influence d'un tempérament morbide spécial et d'une constitution presque toujours héréditaires, et leur marche est essentiellement chronique et périodique. Cet ensemble d'états morbides rentre donc bien dans le cadre des maladies constitutionnelles, telles que nous les avons définies.

Je ne crois pas que les Eaux de Salies conviennent à l'attaque hémorrhoïdaire proprement dite, à cette congestion inflammatoire, douloureuse, des veines anales, avec ou sans flux de sang. Mais cette affection locale n'est-elle pas comme le phénomène critique qui termine l'attaque ? Et cette attaque n'est-elle pas tout d'abord constituée par autre chose que par l'inflammation des veines variqueuses de l'anus ? Il suffit de jeter un coup d'œil sur les prodrômes qui la précèdent pour se convaincre qu'il y a là en réalité une petite maladie, dont le terme est la tumeur hémorrhoïdale. Pendant plusieurs jours, en effet (quatre à sept en général), le malade éprouve des douleurs et du prurit à la région anale, avec constipation, céphalalgie occipitale, épistaxis, lumbago avec plénitude douloureuse des flancs, flatulence stomacale et intestinale, somnolence diurne et sommeil troublé la nuit, mauvaise humeur, irascibilité, hypocondrie ; puis la fièvre s'allume, parfois avec frisson, et le pouls est dur, concentré ; les tumeurs hémorrhoïdales paraissent enfin pour terminer la scène et servir, avec l'écoulement de sang, de crise à l'attaque.

Ces troubles divers ne sont-ils pas les symptômes d'une maladie généralisée ? Si l'intervention thérapeutique à l'aide des Eaux de Salies ne convient pas à cette attaque confirmée, on ne peut en dire autant des états morbides qui la précèdent. J'ai vu en particulier deux malades chez qui ces crises revenaient périodiquement, à intervalles irréguliers, mais rapprochés; entre ces crises, ils étaient sujets à l'hypocondrie, à des vertiges, à des maux de tête, à des douleurs vagues dans les muscles, à des alternatives de constipation et de diarrhée. Or, sous l'influence des bains salés convenablement dirigés, les affections viscérales se sont peu à peu éteintes, et les attaques hémorrhoïdaires se sont tellement éloignées, que l'un d'eux, bénéficiaire de deux saisons de Salies, en 1889, m'écrivait dernièrement : « Je n'ai plus de grandes crises, et si parfois j'éprouve encore quelque chose, ce n'est que comme des velléités d'hémorrhoïdes, mais qui n'aboutissent plus. Quant à mes névralgies, aux vertiges, etc., je n'en ai plus que le souvenir. »

Pendant la première période de la maladie, dans sa forme commune, les Eaux de Salies peuvent donc modifier la constitution, la prédisposition morbide des Hémorrhoïdaires, éloigner leurs crises et modérer, sinon éteindre, leurs affections viscérales. Quand les malades sont arrivés à la seconde période, quand l'affection anale est devenue persistante, avec paroxysmes irréguliers, est-il trop tard pour demander aux eaux salées le bénéfice de leur action ? C'est alors en effet qu'apparaissent et se succèdent les hémorrhagies (épistaxis, hémoptysie, hématemèse, hématurie, etc....), — les congestions chroniques du cerveau et du foie, — les inflammations (cystites, encéphalites, laryngites et pharyngites granuleuses), les affections cardiaques si semblables à celles des goutteux, — les névroses diverses. Si l'expérience ne s'est pas encore prononcée sur ce point, il semble tout au moins rationnel d'espérer obtenir encore des Eaux de Salies des services signalés en faveur de ces malades. Sans doute les bains chlorurés sodiques devront alors être dirigés avec la plus grande prudence, mais bien administrés, surtout si on ajoute les Eaux-Mères aux eaux naturelles des sources salisiennes, ils donneront à coup sûr des effets aussi bons, sinon meilleurs, que ceux que l'on a signalés à Salins et au Croisic dans ces états morbides.

On peut en dire autant des résultats qu'il est encore permis d'espérer à Salies quand les malades sont arrivés à la période cachectique de la maladie hémorrhoïdaire, alors que des hémorrhagies se montrent sur divers points et déterminent une anémie et un affaiblissement progressif de la nutrition générale et du sang.

C'est principalement dans la *période prodromique* de la maladie hémorrhoïdaire que j'ai constaté les meilleures indications des Eaux de Salies. J'ai sous les yeux en ce moment plusieurs observations de malades chez lesquels j'ai vu disparaître rapidement et complètement des troubles divers qui étaient certainement bien liés à la maladie hémorrhoïdaire. Les circonstances héréditaires étaient formelles chez presque tous, les artères étaient petites, les veines développées ; ils étaient, à des degrés divers, depuis leur enfance, sujets à des épistaxis, à des céphalées, à des migraines, à des attaques d'hypocondrie avec découragement : ils présentaient en un mot le *tempérament hémorrhoïdaire*. Or, chez tous j'ai vu ces diverses affections s'éloigner, diminuer d'intensité, et quelques-unes disparaître. Est-ce à dire que les Eaux de Salies ont délivré ces malades de leur prédisposition morbide? Je ne saurais émettre semblable prétention : mais elles ont assoupi la prédisposition hémorrhoïdaire, ont fait taire les affections qui l'exprimaient. Je constate, sans, pour le moment, chercher davantage.

II

MALADIES ET AFFECTIONS MICROBIENNES

Je groupe sous ce titre : les maladies ou les affections dans lesquelles l'introduction, la multiplication et les produits toxiques de *Microbes spécifiques* jouent un rôle pathogénique nécessaire.

Je maintiens la distinction entre *maladies* et *affections :*

Les *maladies* restent bien des états morbides du composé humain, caractérisés par un ensemble des actes de ce composé (lésions et symptômes), soumis à une évolution déterminée, au cours de laquelle l'organisme subit à la fois les occasions morbifiques et réagit contre elles.

Les *affections* sont un ensemble de symptômes et de lésions localisés sur un organe, et évoluant sous l'influence première d'une maladie, et souvent à l'occasion de ses complications ultérieures (microbiennes et autres). L'organisme réagit encore ici contre les occasions morbides.

Nous signalions déjà certains de ces états microbiens, à propos de quelques-unes des affections compliquées de l'Arthritis et de la Scrofule. On peut dire qu'à Salies les affections microbiennes se présentent surtout à titre de complications, d'affections secondaires au cours des maladies chroniques. Cependant on y voit guérir quelques maladies dans l'étiologie desquelles les microbes semblent intervenir à titre d'agents réellement et d'emblée pathogènes : ainsi la *Syphilis,* l'*Impaludisme* et la *Tuberculose.*

Ces faits sont, on va le voir, très nombreux et aussi concluants que possible : ils prouvent qu'à Salies on voit, tous les jours, des organismes, infectés par des microbes et leurs poisons solubles, « réagir contre ces occasions morbides, » s'en délivrer et reprendre, parfois assez promptement, avec l'intégrité de leurs fonctions et de leurs organes, cet équilibre de tension des forces, ces synergies vitales dont dépend leur santé.

Quelques-uns de ces états morbides se présentent comme de véritables maladies généralisées. Elles sont caractérisées par un ensemble de lésions et de symptômes apparaissant en divers points, soumis à une évolution chronique et périodique, accompagnées d'un ralentissement marqué de la nutrition et de la présence d'un microbe spécifique pour chacune d'elles : c'est la *Syphilis,* l'*Impaludisme* et la *Tuberculose*.

Véritables maladies constitutionnelles, je les groupe ici parce que les microbes semblent jouer un rôle important dans leur pathogénie.

La première a pour particularité d'être contagieuse par inoculation, et par hérédité, au moins, durant ses premières périodes ; — la seconde, de ne l'être pas ; — la troisième, d'être contagieuse, mais dans des conditions encore insuffisamment déterminées.

1° **Syphilis.**

Cette maladie est avantageusement modifiée à Salies. Ce n'est pas qu'on y voie beaucoup de sujets qui en soient atteints : cependant M. le Dr Foix, dès 1878, citait l'heureuse action des bains salés sur plusieurs tumeurs gommeuses ulcérées d'un malade affecté, et ajoutait combien les eaux de Salies « pouvaient être utiles chez les syphilitiques débilités, anémiés, cachectiques même, quand leur estomac ne peut supporter, sous aucune de leurs formes, les diverses préparations spécifiques ». En 1883, mon excellent ami et confrère relatait plusieurs faits analogues, entre autres la guérison très rapide de nécroses, de gommes ulcérées, de douleurs ostéocopes et de dyspepsie syphilitiques. J'ai constaté moi-même deux cas analogues de guérison, en 1889 : l'un des malades, lymphatique d'ailleurs, avait contracté la syphilis depuis cinq mois : cinq semaines avant son arrivée à Salies, il avait dû subir une ponction avec drainage d'un gros ganglion cervical antérieur suppuré, en même temps qu'un traitement mixte, par le Sirop de Gibert, avait été dirigé pour combattre des plaques muqueuses, des adénites cervicales postérieures, de l'anémie et des douleurs ostéocopes.

Sous l'influence générale des bains salés et des douches, et sous l'action locale d'une douche salée filiforme, prudemment dirigée de façon à ne pas irriter le pneumo-gastrique voisin, j'ai vu l'abcès ganglionnaire s'ouvrir de nouveau, suppurer abondamment durant quelques jours, puis se tarir et se fermer définitivement. Moins de trois semaines après, je pouvais constater que ce syphilitique avait guéri son adénite scrofuleuse, suppurée, ainsi que toutes les manifestations actuelles de sa maladie syphilitique concomitante : il l'avait fait avec une rapidité qu'on n'a pas coutume d'observer quand on n'a recours qu'au seul traitement spécifique et que n'avait pu obtenir son médecin par le seul traitement mercuriel et ioduré.

Chez l'autre malade, affecté d'accidents tertiaires, profondément cachectique et anémié, j'ai pu voir également disparaître très rapidement des ulcérations et des gommes suppurées, en même temps que le sang est devenu plus riche et l'embonpoint meilleur ; le traitement spécifique avait, dans ces deux cas, été doublé de la thérapeutique par les bains salés.

Que les bacilles rencontrés au sein des éléments anatomiques des tissus ainsi affectés de syphilis soient les *bacilles de Lustgarten* et des *staphylocoques* du pus formé à la surface des ulcérations, il est certain que dans ces faits, d'une part la disparition des microbes a eu lieu rapidement, puisque les lésions, auxquelles leur existence est liée, ont guéri, en même temps que, d'autre part, les malades ont recouvré une nutrition générale plus active, et des forces nouvelles.

Je ne prétends pas que les Eaux de Salies suffisent à elles seules pour effacer les manifestations syphilitiques ; mais j'ai constaté qu'elles favorisent très efficacement et promptement la guérison des accidents de cette maladie et de ses complications microbiennes. Elles déterminent surtout l'organisme malade à se laisser plus favorablement influencer par les remèdes spécifiques.

2° Impaludisme.

J'ai eu l'occasion de traiter et de guérir à Salies un malade affecté d'une cachexie paludéenne caractérisée par une anémie et une atonie profondes, une hypertrophie considérable de la rate et notable du foie : il avait pris la fièvre d'accès aux colonies en 1885 et l'avait gardée depuis, avec des successions de rémissions et de récidives.

Ce tableau permettra de suivre avec intérêt les effets du traitement de cette cachexie palustre.

TRAITEMENT	QUANTITÉ D'OXYHÉMOGLOBINE DU SANG			ACTIVITÉ DE RÉDUCTION DE L'OXYHÉMOGLOBINE OU DES ÉCHANGES		
	Chez le Malade		Chez l'Homme sain.	Chez le Malade		Chez l'Homme sain.
	Avant.	Après.		Avant.	Après.	
1re Saison 16 bains et douches salées. .	3 %	4.20 %	14 à 15 %	0.26	0.52	1.00
2e Saison (30 jours après). 23 bains et douches salées. .	6 %	7.20 %		0.90	1.02	

En deux mois, et grâce uniquement à deux saisons hydrominérales de Salies, séparées par trente jours de repos, ce malade a donc été complètement débarrassé de l'hypertrophie de la rate et du foie qu'il portait depuis si longtemps, et son anémie palustre a tellement diminué qu'il a acquis, en deux mois, 4.20 % d'oxyhémoglobine dans les globules rouges de son sang, tandis que l'activité de ses échanges nutritifs s'est élevée de 0.26 à 1.02, c'est-à-dire de l'un des degrés les plus inférieurs à un degré au-dessus de la normale.

Je n'ai, sauf erreur, encore vu signaler nulle part cette cure de l'anémie palustre par les Eaux chlorurées fortes bromo-iodurées ; ce fait vaut la peine qu'on songe à Salies en présence de semblables états morbides. Sans empiéter sur la suite de cette étude, il me semble donc rationnel de signaler l'influence heureuse que les Eaux de Salies exercent sur l'Impaludisme et dès lors contre les microbes ou *corpuscules de Laveran et de Richard,* si tant est qu'il faille, comme cela paraît probable, attribuer, dans la fièvre intermittente et sa cachexie, une part étiologique aux actions nocives de ces bactéries qui, s'introduisant à la faveur des effluves telluriques dans l'organisme de l'homme, peuvent demeurer, pour y reproduire, parfois à de longs intervalles, des accidents nouveaux.

J'ai traité à Salies une jeune fille qui présentait de ces troubles paludéens, déjà fort anciens, ayant déterminé une anémie qu'avaient entretenue de fréquents retours de fièvre d'accès. Un notable arrêt de développement, de l'amaigrissement, des troubles menstruels, et l'éveil, à cette occasion, d'affections arthritiques héréditaires, s'ajoutaient aux autres désordres de santé. Les Eaux de Salies, sous forme de bains et de douches, aidées d'un massage général, ont, en quelques semaines, absolument transformé cette malade : l'anémie a disparu, la poitrine, mesurée sous les bras, a gagné sept centimètres de tour en quatre mois, et toutes les autres affections sont devenues silencieuses.

3° Tuberculose.

Cette maladie, désormais bien connue au point de vue de sa pathogénie, est parasitaire et contagieuse : la *Bacille de Koch* est ici le coupable, l'agent pathogène.

« Le bacille, agissant sur les tissus y provoque un travail irritatif qui se réalise en processus inflammatoires divers, selon la quantité des bacilles pathogènes, suivant leur mode de pénétration dans les tissus et la structure intime de ces tissus. Ces inflammations chroniques revêtent les modes les plus divers dont aucun ne mérite la désignation de spécifique, qui tous sont des actes réactionnels de second ordre, la granulation grise tout comme les inflammations caséeuses. » (Hérard, Cornil et Hanot).

La Médecine française reste unanime dans la question de l'unité de la Tuberculose si magistralement affirmée par mon illustre compatriote, le Breton Laënnec.

Déjà j'ai signalé les cas de tuberculose localisée ou d'affections tuberculeuses survenant au cours et sous l'influence de la maladie scrofuleuse. Nous ne sommes plus heureusement entravés dans nos efforts thérapeutiques par la fameuse loi de Louis, d'après laquelle la tuberculose pulmonaire devrait fatalement accompagner la tuberculose des autres régions et des autres organes.

Les tuberculoses localisées se développent souvent en effet dans certaines régions sans que les poumons soient atteints, et en dehors de toute tuberculose généralisée ; elles occupent alors certains organes, et peuvent guérir après y avoir été comme cantonnées par les actes de défense heureux que l'organisme ou la main du chirurgien opposent aux assauts des bacilles de Koch. Elles évoluent alors, sous la double influence et de la prédisposition morbide spéciale du malade et du microbe pathogène qui en profite.

Le plus souvent la prédisposition morbide s'est depuis plus ou moins longtemps accusée sous la forme de la maladie scrofuleuse, et les affections qui se montrent successivement revêtent le caractère microbien par suite de l'introduction et de la vie au sein de certains tissus du bacille incriminé.

Ici, c'est la *Tuberculose* de la peau et des muqueuses, sous forme de lupus parasitaire et autres ulcérations ; c'est la Tuberculose du tissu cellulaire dans les *abcès froids* et les *écrouelles*, celle des ganglions lymphatiques dans les *adénites tuberculeuses ;* ailleurs, le bacille paraît comme élément spécifique dans les os et les articulations, sous forme d'*ostéites,* d'*ostéo-myélites,* de *nécroses,* de *caries,* de *tumeurs blanches,* d'*arthrites fongueuses,* de *coxalgies,* de *mal vertébral de Pott,* de *tuberculose du testicule,* etc. J'ai déjà signalé toutes ces affections comme guérissant à Salies-de-Béarn.

Autrefois on ne les accusait pas de recéler le bacille de Koch, que l'on ne connaissait pas encore, mais on signalait toutes ces manifestations morbides, on les rapportait non sans raison presque toutes à la scrofule ou au lymphatisme, et les médecins qui les observaient à Salies témoignaient unanimement en faveur de l'action profonde et curative exercée contre elles par les Eaux chlorurées bromo-iodurées.

Ce n'est que depuis la découverte de Koch que nous savons l'origine microbienne de ces affections, et que nous connaissons leur pathogénie. Aussi, en présence de l'amélioration, de la guérison de ces suppurations infestées de bacilles tuberculeux que nous observons tous les jours à Salies, est-il permis d'affirmer que ces Eaux possèdent la propriété de délivrer l'organisme des Tuberculoses localisées qui s'y développent.

C'est pourquoi un si grand nombre de ces malades sont adressés de toutes parts aux Sources Salisiennes, car ils y tarissent les suppurations et y éteignent très souvent les foyers tuberculeux localisés dont ils sont porteurs. Mais il faut que ce traitement soit appliqué à temps, lorsque l'affection parasitaire est encore bien limitée, et quand surtout la tuberculose n'évolue ni d'une manière aiguë ni même subaiguë, au sein des organes pulmonaires et des autres grands viscères. J'ai vu se consolider ainsi à Salies la guérison de foyers tuberculeux préalablement améliorés par divers autres traitements, ou disparaître des hypérémies passives des poumons chez des malades qu'il était légitime de suspecter de tuberculose ; j'ai vu également disparaître des fongosités articulaires et se fermer définitivement des abcès froids et par congestion.

4° Suppurations.

Parmi les affections microbiennes, les plus communes sont assurément les *Suppurations* observées chez un grand nombre de malades qui guérissent à Salies. Le *staphylococcus aureus pyogenes* et ses commensaux sont ici les microbes pathogènes. Ce que nous savons c'est que quels que soient le siège et même l'étendue des suppurations, qu'elles soient ou non compliquées de tuberculose, les Eaux de Salies déterminent en général comme une poussée nouvelle du côté de leurs foyers. Tout d'abord le pus reparaît plus abondant, les trajets fistuleux s'ouvrent de nouveau, ou versent un liquide plus copieux, plus épais, plus louable ; mais en même temps un effort de réparation s'accuse dans les parois de l'abcès, la couche granuleuse de bourgeons charnus devient plus vivante, et les réparations s'opèrent si bien que les pertes de substance se comblent. L'on voit ainsi se fermer définitivement, après leur détersion et la disparition de leurs microbes pyogènes et autres, des cavités abcédées, qui suppuraient depuis longtemps.

On peut en dire autant des *furoncles,* de l'*acné,* de l'*ecthyma,* etc., affections suppuratives dans la pathogénie desquelles les microbes interviennent également : nous y reviendrons à propos des maladies de la peau.

5° Intoxications microbiennes.

Aux suppurations, il convient d'ajouter certaines affections microbiennes, dans lesquelles les produits toxiques des champignons inférieurs sont réellement l'élément pathogène, même quand, par un filtrage suffisant, on les séparerait de leurs générateurs. Ces intoxications sont, on le sait, produites par l'accumulation dans l'organisme d'alcaloïdes toxiques, formés pendant la vie, par des microbes, ou résultant de la décomposition moléculaire des tissus infectés.

Comment agissent les microbes sur nos tissus, quand ils les ont envahis? La science le sait pour quelques-uns, le soupçonne pour les autres, et chaque jour ses soupçons sont confirmés par des découvertes nouvelles.

Certains microbes pathogènes, une fois en circulation dans le sang, menacent l'organisme par leur multiplication rapide et considérable; ils agissent alors mécaniquement en obstruant les vaisseaux, en gênant les mouvements de certains éléments anatomiques, particulièrement en empêchant les globules rouges du sang d'aller régulièrement s'oxygéner dans le poumon. Les infarctus par thrombose ont souvent cette origine microbienne.

D'autres microbes vulnèrent directement les cellules et altèrent d'emblée la composition chimique normale sans laquelle leur vie devient toujours difficile et souvent impossible. Ici, l'action microbienne est surtout chimique : c'est ainsi que s'opère la coagulation de l'albumine de certaines cellules (nécrose de coagulation de Cohnheim). C'est de même que se produit la fluidification pathologique de cette gélatine si abondante et si nécessaire, à l'état de substance collagène, dans tout le tissu connectif.

Les microbes sont des végétaux inférieurs qui naissent, vivent et meurent. La mort a lieu, pour beaucoup d'entre eux, au sein des tissus qu'ils ont pénétrés : leurs débris doivent donc être restitués au monde inorganique, et ces débris en décomposition deviennent des causes d'intoxication pour l'organisme, au sein duquel ces phénomènes ont lieu. Il en est de même des produits chimiques de la décomposition des cellules humaines et des tissus désorganisés par les microbes.

Le long du tube digestif, par exemple, au milieu des aliments et de leurs résidus, dans la bouche, dans les éléments putréfiés des parties mortifiées, dans les clapiers purulents où le pus séjourne et s'altère, il est certain que les *bactéries de la putréfaction* se développent, pullulent et versent des produits toxiques, qu'elles secrètent et qui peuvent déterminer l'empoisonnement des malades. Ailleurs, les *staphylocoques* du pus ne fabriquent-ils pas de l'acide lactique et des acides gras volatils (Harnuck et Passet)? Si les eaux de Salies détergent et cicatrisent les foyers purulents chargés de staphylocoques et de bacilles, elles peuvent tout aussi bien gêner les bactéries de la putréfaction dans les clapiers suppurés, dans les eschares ou dans le tube digestif, et empêcher leurs effets toxiques. L'action microbicide semble alors directe là où les eaux pénètrent (abcès ouverts), et indirecte par l'intermédiaire de l'organisme fortifié, là où les eaux ne pénètrent pas (tube digestif, tissus profonds, etc...). Je crois qu'il faut attribuer à l'action des bains salés la disparition et la rareté de ces intoxications d'origine microbienne, au cours des maladies qui guérissent à Salies.

Il est, en effet, démontré et à peu près universellement admis aujourd'hui que la réaction phagocytaire de l'organisme est l'une de ses lois générales : c'est une des formes principales de ce qu'on appelle, depuis des siècles, la *résistance vitale* aux causes morbides.

Quand un corps étranger, vivant ou non, pénètre dans notre organisme, aussitôt les cellules voisines se mettent en mouvement; les globules blancs du sang sortent par diapédèse des vaisseaux voisins, dilatés à cette occasion, et se préparent à secourir les cellules attaquées. Aussitôt ces divers éléments anatomiques vivants se rassemblent. Ils présentent des mouvements amœboïdes, se rajeunissent comme dans l'état embryonnaire, se multiplient même à l'occasion, et si le corps étranger est assez petit pour être appréhendé et absorbé par l'une de ces cellules phagocytes, on le retrouve dans son intérieur. Si ce corps étranger est volumineux, plusieurs cellules s'unissent, l'enveloppent de leur colonie, l'isolent en vue de défendre l'organisme contre lui, et, s'il est nécessaire, pour être éliminées avec lui. Cette défaite des microbes prouve la réaction heureuse de l'organisme contre l'occasion morbide, le corps étranger.

Mais l'organisme n'est pas toujours victorieux : si les microbes pullulent en très grande quantité, et sur une surface trop étendue, tous ne sont pas détruits par les cellules phagocytes, et ceux qui échappent à la mort pénètrent plus avant, jusqu'à produire des lésions et des intoxications plus profondes, c'est-à-dire jusqu'à déterminer l'infection de l'organisme.

C'est ainsi qu'on les voit, entraînés avec des leucocythes vaincus, être charriés dans les vaisseaux sanguins ou lymphatiques, jusqu'à ce que leur amas ne rencontre un vaisseau trop petit pour les laisser passer : alors, ils s'arrêtent, ici dans un ganglion lymphatique ou dans la rate, là dans les capillaires des os ou des centres nerveux. Ailleurs, ils profitent des dilatations capillaires pour sortir des vaisseaux avec les leucocythes, et se répandre dans les tissus ambiants, où ils se développent, s'ils y rencontrent des éléments favorables à leur nutrition. Ils pulluleront dans ce cas, formeront une colonie, un foyer secondaire, d'où partira une infection nouvelle.

Dans les affections microbiennes que nous voyons guérir à Salies, c'est-à-dire dans les altérations *localisées* de nature microbienne, l'infection de l'organisme n'est pas encore faite. Les colonies de microbes sont parquées, isolées par un groupe des éléments anatomiques du malade, éléments qui se sont organisés et agencés de façon à former une barrière d'arrêt autour de ces produits étrangers. La tuberculose et les suppurations nous en fournissent de très nombreux exemples : les bacilles et les staphylocoques y sont arrêtés dans leur multiplication, dans leurs progrès et tenus comme en respect, pendant un temps plus ou moins long, par ces cellules humaines réunies pour la défense.

Mais que la nutrition générale vienne à fléchir, que les couches granuleuses de bourgeons charnus soient moins vivaces, moins actives, les microbes silencieux reprendront leur œuvre et pénétreront plus avant dans l'organisme.

Ce simple aperçu nous suffit pour permettre de comprendre l'importance d'une médication qui peut, par sa complexité d'action, déterminer dans les organismes malades un accroissement de la résistance vitale aux occasions morbides qu'ils subissent. C'est pour ce motif que les Eaux de Salies-de-Béarn sont si efficaces contre ces affections microbiennes. Elles déterminent, en effet, un réveil énergique de la nutrition générale, et en particulier de celle de chaque cellule du corps. Aussitôt ces cellules, bien nourries, plus vivantes, voient doubler leur puissance phagocytaire; elles arrêtent plus sûrement les microbes et les tiennent en respect; elles finissent même par les affamer et les réduire au point de les faire périr et d'en délivrer définitivement cet organisme dont elles font partie, et au salut duquel elles travaillent si heureusement.

Dans les complications microbiennes des maladies chroniques, telle est l'antisepsie *indirecte* qu'il convient de rechercher avant tout. Si les eaux chlorurées fortes sont un milieu défavorable à la vie des microbes, si elles ont peut-être même une action directement microbicide, nous devons compter plus encore sur l'action anti-microbienne, indirecte et générale, qu'elles exercent en stimulant l'organisme tout entier et en augmentant l'activité de ses moyens naturels de défense.

Je n'ai pas la prétention de dire sur cette question tout ce qui pourrait et devrait être dit : ce sujet vaut bien la peine qu'on lui consacre ultérieurement des études spéciales; il demande même des expérimentations bactériologiques. Il suffit d'avoir jeté ici ce coup d'œil général, pour bien faire comprendre tout ce qui va suivre.

III

ÉTATS GÉNÉRAUX MORBIDES COMMUNS AUX DIVERSES MALADIES CHRONIQUES

Ce qui frappe avant tout à Salies, c'est l'*évolution essentiellement chronique* des maladies et des affections qu'on y observe. Je dois signaler ici les états morbides généralisés, que l'on rencontre groupés en plus ou moins grand nombre chez la plupart des malades dont il s'agit.

Ces états morbides sont souvent réunis chez un même sujet, et chacun d'eux contribue pour sa part à entretenir un état anormal de l'organisme qui empêche celui-ci de produire tout l'effort curateur nécessaire pour guérir. Les Eaux chlorurées fortes bromo-iodurées de Salies ont une action des plus puissantes contre chacun de ces états morbides : c'est donc tout d'abord en atténuant chacun d'eux, et en les faisant même disparaître complètement, que ces Eaux interviennent d'une façon si favorable dans la guérison des maladies chroniques.

Il importe de noter ces états morbides, puisqu'ils jouent ce rôle important dans ces maladies que Salies modifie si heureusement.

1° Les prédispositions morbides.

La tradition médicale nous a transmis cette notion de la *Prédisposition morbide,* et les découvertes de la science contemporaine ne font que la vérifier chaque jour davantage.

La clinique et toutes les sciences d'expérimentation ou d'observation démontrent de plus en plus ces deux grandes lois de la pathologie : En présence de circonstances nocives extérieures, chaque être pâtit premièrement *suivant son espèce,* — et secondement selon *sa nature individuelle.*

Chaque homme a donc, au sein de lui-même, une disposition particulière de son organisme qui le rend apte à faire certaines maladies ou à ne pas accomplir certaines autres. Cette disposition, le plus souvent héréditaire, est en puissance dans l'homme bien portant ; elle s'y taït, mais n'attend que l'occasion morbide pour s'éveiller et entrer en acte : c'est la *prédisposition morbide.*

Les anciens habitants de Salies n'échappaient pas à cette loi générale de l'humanité ; mais l'histoire locale nous les montre forts, vigoureux, bien portants, parce qu'ils avaient l'habitude, dès leur enfance, de venir souvent se plonger dans l'eau salée de Bayàa. Cette eau les tonifiait, et conférait à leurs organismes une harmonie fonctionnelle qui les rendait résistants aux causes de maladies, et leur *prédisposition morbide* n'entrait pas en acte.

Si ce beau temps n'est plus pour une population qui, en général, ne fait pas aujourd'hui le même usage de ses eaux, et subit, à plus d'un point de vue, dans la vieille ville, les dangers d'une agglomération malsaine, on voit au contraire arriver à Salies, principalement durant les vacances, des parents qui conduisent leurs enfants *prédisposés* vers ces eaux chlorurées. Ces enfants, fatigués par les travaux scolaires et par la vie des cités, recouvrent bien vite, après quelques bains, la résistance vitale qui éloigne, pour cette fois encore, l'éveil et l'entrée en acte de leur prédisposition morbide. C'est ainsi que des enfants d'arthritiques, de goutteux, de lymphatiques, de scrofuleux, d'hémorrhoïdaires, de tuberculeux, ne sont pas à Salies, délivrés de leur héréditaire prédisposition à ces maladies, mais, par les bains salés, ils sont mis, pour un temps, à l'abri des actes morbides de leur organisme prédisposé.

On conçoit facilement que cette action préventive des maladies soit la médecine la plus sûre, et les parents, qui en font bénéficier à temps leurs enfants prédisposés, font acte d'une prévoyance pleine de sagesse.

2° **Constitutions faibles.**

La constitution est, comme l'a dit Ch. Bouchard, « tout ce qui concerne les variations individuelles dans la charpente et dans l'architecture du corps, dans la proportion des organes, des appareils, de l'organisme entier, dans l'adaptation physique de chaque partie à sa fonction, dans la répartition de la matière, soit dans la totalité de l'organisme, soit dans chaque élément; la constitution a donc trait à la structure du corps; elle est une caractéristique *statique*. Elle est donnée par la naissance; elle est modifiée par l'âge; elle peut être transformée par la maladie, par l'hygiène », et on peut ajouter par la thérapeutique.

Les constitutions fortes sont celles qui, parfois même malgré des apparences extérieures de débilité, résultent de la régularité et de l'harmonie des diverses fonctions de la vie. Elles sont, pour ceux qui les possèdent, la force organique de résistance et la source des activités réactionnelles qui leur permettent de subir avec plus d'indifférence les causes morbides, en même temps que de faire contre elles un plus rapide et plus heureux effort de guérison.

C'est dire que les constitutions fortes ne laissent guère les maladies passer à l'état chronique, et qu'on ne les rencontre que bien exceptionnellement chez les malades de Salies. C'est prouver, au contraire, que les *constitutions faibles* sont des conditions permanentes de chronicité dans les maladies, et que, dès lors, les eaux de Salies leur conviennent tout particulièrement.

Chez les malades chroniques qui viennent demander la santé aux sources chlorurées fortes, ce qui frappe avant tout, c'est l'irrégularité, le désaccord des fonctions. La spontanéité et le concert continu des mouvements vitaux font défaut; la constitution est, en général, faible, délicate. Cette faiblesse est encore aggravée par les autres états morbides qui s'y ajoutent, et qui, tour à tour, causes et effets de la maladie chronique, enferment l'organisme dans le cercle vicieux dont il n'a plus la force de sortir.

Le docteur Foix, dès 1878, signalait l'action héroïque des eaux de Salies contre ces constitutions faibles, particulières surtout aux enfants et aux femmes, et qu'il désignait sous le nom générique d'*Atonie des tissus et des organes*. Il n'est pas un médecin de Salies qui n'ait constaté et signalé de pareils faits, et j'ai déjà pu vérifier par les miennes la parfaite justesse de leurs observations. — M. Foix me permettra de transcrire ici le tableau qu'il a si bien esquissé de ces *atonies*, de ces constitutions *faibles;* je ne saurais si bien dire :

« Mollesse et flaccidité des chairs, finesse et susceptibilité de la peau, exiguité du système circulatoire, développement insuffisant du thorax et souvent déviation de la colonne vertébrale sans rachitisme, tels sont les principaux signes qui en trahissent l'existence. Généralement primitive, l'atonie des tissus peut être consécutive; elle peut être le résultat soit d'une maladie de longue durée, soit d'un vice de nutrition, soit d'une croissance trop rapide.

« Cet état se traduit par des troubles physiologiques variés qui, malgré leurs aspects divers, peuvent être rapportés à un seul et même principe, le défaut d'énergie fonctionnelle : défaut d'énergie du côté du cerveau, d'où la paresse intellectuelle, l'impossibilité d'appliquer son attention d'une manière soutenue, l'affaiblissement de la mémoire, etc.; défaut d'énergie du côté du système nerveux médullaire et des nerfs sensitifs et moteurs, d'où la fatigue rapide et la nonchalance; défaut d'énergie du côté de la respiration, d'où l'anhélation et l'essoufflement rapides, et la nutrition insuffisante par un sang incomplètement hématosé ; défaut d'énergie du côté de l'estomac et des intestins, d'où les digestions pénibles, laborieuses ou incomplètes ; défaut d'énergie des organes sécréteurs se traduisant tantôt par des hypersécrétions, tantôt par des sécrétions insuffisantes.

« Quelle qu'en soit l'origine, » ajoute le savant praticien, « cet état dont nous venons d'esquisser à grands traits le tableau, est toujours avantageusement modifié, et le plus souvent efficacement combattu par l'action tonique et reconstituante de nos eaux. »

Les eaux de Salies guérissent cet état général morbide qui répond à l'atonie des tissus et des organes, et qui ne fait qu'exprimer l'exagération d'une faiblesse de structure. En tonifiant ces constitutions affaiblies, les bains salés combattent donc avantageusement l'une des conditions permanentes qui entretiennent beaucoup de maladies dans l'état chronique; ils tendent ainsi à guérir les maladies chroniques.

3° Tempéraments.

Ch. Bouchard définit le tempérament, « tout ce qui concerne les variations individuelles de l'activité nutritive et fonctionnelle. Il a trait à l'activité de l'organisme ; il est une caractéristique *dynamique*. Il est donné par la naissance ; il se modifie par l'âge ; il peut être transformé par la maladie et par l'hygiène », et l'on peut ajouter modifié par la thérapeutique.

1° Les *tempéraments sanguins* ne sont pas, en général, justiciables de Salies : l'hématose est ici très active ; partout se manifeste une disposition remarquable aux inflammations aiguës, aux hémorrhagies actives, à la mobilité et à l'impressionnabilité du système sanguin. Toutes les fonctions s'accomplissent habituellement avec aisance : la digestion est facile, l'assimilation prompte, la désassimilation régulière, l'innervation bien ordonnée, les mouvements libres ; l'esprit est gai, la pensée vive, l'imagination mobile ; c'est, en un mot, le tempérament de la santé et de la force. Vienne une maladie, l'organisme se défend bien et se guérit de même. Cependant, comme le tempérament peut être transformé par la maladie et par l'hygiène, et parce que l'homme tend trop souvent à l'abus de ses puissances, il est des personnes qui, par leurs excès, perdent peu à peu les qualités heureuses de leur tempérament sanguin et viennent échouer contre ces deux écueils : la pléthore et l'*obésité*. Salies n'a rien à faire contre la première, mais ses eaux sont très puissantes contre la seconde : j'y reviendrai.

2° Le *tempérament nerveux* est caractérisé par une trop grande activité nutritive et fonctionnelle du système nerveux. — Tout est souffrance ou plaisir pour les nerveux, mais souffrance surtout : la vivacité de leurs impressions leur laisse habituellement un ébranlement profond ; leur caractère est mobile, susceptible à l'excès ; leurs sensations sont plus intenses que la cause qui les produit ; leur intelligence est développée. Leur physionomie est expressive, mobile ; leur énergie morale et physique très grande et leur volonté ferme. Leurs formes extérieures sont, en général, accusées par la gracilité et la maigreur, bien que parfois, et le plus souvent par suite de maladies chroniques, le nervosisme se cache, avec tous les excès de ses puissances et ses tempêtes, sous une enveloppe chargée de graisse. Si ce tempérament nerveux se rencontre en même temps que les états morbides qui entretiennent la chronicité des maladies, il est presque toujours si pathologiquement modifié qu'il ne constitue plus une contre-indication des eaux de Saliés-de-Béarn.

Si les gens secs et très nerveux, surtout les enfants, se trouvent mal de l'action excitante des eaux chlorurées fortes, toutes les fois qu'à ce tempérament nerveux se joignent de l'anémie, de la débilité générale et un ralentissement marqué de la nutrition, l'usage des *Eaux-Mères, si riches en bromures,* devient, dans la main des médecins de Salies, un agent thérapeutique des plus puissants et des plus efficaces.

L'action excitante des eaux chlorurées, corrigée par l'addition des eaux-mères bromo-iodurées, devient ainsi simplement stimulante en même temps que sédative, et dès lors des plus heureuses.

Dans tous les cas, il importe que le médecin puisse suivre de très près durant leur traitement balnéaire, les malades, surtout les enfants secs, maigres et nerveux. La surveillance doit être particulièrement attentive du côté des urines, car elles peuvent, comme nous le verrons par l'observation de leur quantité et de leurs qualités, fournir au médecin les plus précieuses indications et contre-indications.

3° Le *tempérament lymphatique* est, entre tous, toujours justiciable des eaux de Salies. Il est caractérisé par une sorte d'activité maladive de la nutrition et des fonctions des organes qui forment nos liquides non sanguins. Le lymphatique a les muqueuses pâles, les dents bleuâtres et souvent cariées, les amygdales volumineuses, les sécrétions abondantes ; sa peau est fine et blanche, parfois blafarde ; ses chairs sont molles, comme infiltrées de sérosité ; les vaisseaux lymphatiques, dès leur origine, sont lâches et comme béants. Les cheveux du lymphatique sont blonds ou châtains clairs, ses yeux bleus, ses articulations et ses extrémités volumineuses. Ses organes, peu impressionnables, ont de faibles réactions ; il est frileux, lent et inactif ; il n'a aucune énergie dans ses actes intellectuels, ni dans ses mouvements : sa volonté peut revêtir la forme du caprice, mais ce n'est plus de la volonté.

La prédominance de ce tempérament, plus spécial aux enfants et aux femmes, les expose à d'habituels ralentissements de la nutrition, à des engorgements faciles et persistants des ganglions lymphatiques, à la susceptibilité des muqueuses et dès lors aux coryzas, aux bronchites, aux angines, aux catarrhes de la trompe d'Eustache et de l'oreille moyenne, aux engorgements des amygdales, aux affections de la conjonctive et des paupières, aux leucorrhées, etc.

Tous ces états morbides localisés relèvent du *lymphatisme*, et sont invariablement améliorés et guéris par les eaux de Salies, auxquelles, du reste, recourent en foule les malades qui en sont affectés.

Il en faut dire autant des affections plus profondes et compliquées de suppuration et de tuberculose, c'est-à-dire microbiennes : nous les avons signalées à propos de la scrofule.

Loin d'être contre-indiquées dans les *engorgements des ganglions bronchiques*, les toux coqueluchoïdes et l'état nauséeux qui les accompagnent, dans les engorgements des *ganglions abdominaux* (carreau), les eaux salées réussissent fort bien à modifier les lésions de ces organes lymphatiques et à rétablir leurs fonctions normales ; mais il importe qu'elles soient alors maniées avec circonspection et prudence.

Si les lymphatiques gros supportent admirablement les bains très fortement chlorurés, il ne faut pas oublier que tous les lymphatiques ne sont pas gros. Le tempérament nerveux s'unit souvent chez un même sujet au tempérament lymphatique, et si l'on n'a pas à compter avec le second pour le dosage des bains, on le doit faire avec le premier. D'ailleurs, chaque malade a son tempérament particulier, comme chacun a son idiosyncrasie, autrement dit sa propriété spéciale de ressentir les causes morbifiques, de réagir contre elles et de répondre aux influences des agents thérapeutiques. Le médecin doit compter avec tous ces éléments, dont chacun devient, pour l'homme de l'art, la source d'indications et de contre-indications, qui ne se peuvent formuler, et que lui seul doit découvrir, afin, selon son expérience, de diriger le traitement d'une main sûre et avec efficacité.

Si donc les eaux de Salies ont une telle puissance modificatrice des tempéraments, en régularisant ces conditions permanentes de la chronicité des maladies, elles tendent à détruire cet état chronique, et dès lors à rendre à l'homme la faculté de se guérir.

4° Désordres pathologiques dans les appareils qui servent à la nutrition générale.

La nutrition est sans conteste le premier acte, l'acte capital et nécessaire de la vie : sans la nutrition, il n'est pas d'intégrité possible pour ces fibres, ces cellules, ces globules, ce protoplasma, dont les groupements variés forment les tissus, les organes et les appareils.

Si la santé dépend de l'accomplissement normal des fonctions et de leur harmonie, tout ce qui trouble ces fonctions incline l'organisme vers la maladie. Or, toute fonction normale exige l'intégrité de l'organe qui lui sert de support. Donc, tout ce qui provoque l'altération d'un organe ou de ses éléments constitutifs, trouble sa fonction et devient élément morbide.

On comprend, dès lors, en ce qui concerne la nutrition générale, les conséquences des altérations survenues dans les diverses parties des appareils qui sont chargés de cette nutrition. On ne conçoit pas moins bien les suites funestes des troubles produits dans les organes préposés aux diverses autres fonctions.

S'il est un état de la maladie dans la pathogénie duquel les désordres de la nutrition générale exercent une influence prépondérante, c'est à coup sûr l'état chronique. On peut même affirmer que la maladie chronique implique nécessairement des troubles de la nutrition générale, surajoutés aux désordres nutritifs de l'organe sur lequel l'affection morbide s'est plus spécialement localisée.

Indiquer les faits qui prouvent l'influence favorable des eaux de Salies-de-Béarn sur les organes de la nutrition, c'est donc montrer combien l'état chronique des maladies est modifié, à Salies, dans le sens de la guérison.

I. — Affections de la peau et de ses annexes. — La peau

est affectée plus souvent qu'on ne le croirait chez les malades chroniques que nous voyons à Salies. Les taches, les boutons, les exfoliations et les ulcères ne sont pas en effet les seules lésions de cette vaste surface. Au cours des maladies chroniques, on observe presque toujours un ralentissement plus ou moins marqué de la nutrition dans les divers éléments du revêtement cutané.

Les cellules du derme, les globules de la couche de Malpighi, les autres éléments de l'épiderme et leurs productions (poils et ongles), les glandes, les papilles, les muscles lisses, etc..., toutes ces parties se ressentent de ce que la matière qui concourt à leur formation, à leur entretien et à leur incessant renouvellement, ne circule plus qu'avec peine et lenteur.

C'est pourquoi la peau, mal nourrie, perd sa souplesse, son élasticité, sa fermeté et sa résistance; elle devient flasque et comme atteinte de frigidité.

Si, à l'état normal, la peau saine n'offre point d'interruption dans sa continuité; si, au niveau des ouvertures naturelles, elle se continue, sans se perforer, avec les muqueuses des cavités intérieures, c'est afin que cette peau soit un agent de défense pour l'organisme. Sous le revêtement qu'elle forme s'ouvrent les innombrables bouches originelles des vaisseaux lymphatiques, et s'épanouissent de fins réseaux de capillaires sanguins. Les petits corps inertes ou animés de l'extérieur, affluant de toutes parts, se précipiteraient dans tant de voies d'absorption ouvertes, si la peau, revêtue de ses couches épidermiques, ne leur barrait passage et ne les arrêtait. C'est donc bien un rôle de défense, de protection, qui est dévolu à la peau, et ce rôle s'exerce parfaitement, dans l'état de santé, contre les microbes en particulier.

Chez nos malades, au contraire, cette fonction de défense est troublée : de nombreuses interruptions, microscopiques peut-être, mais certaines, se font dans la continuité d'un épiderme que ne forme plus, avec l'activité voulue, un derme lui-même mal nourri. Ces éraillures épidermiques sont dès lors autant de petites portes ouvertes aux organismes extérieurs, microscopiques eux-mêmes, mais qui pénètrent ainsi et gagnent les tissus sous-jacents. C'est pourquoi nous voyons souvent des *suppurations*, des *tuberculoses*, des *ulcérations* et des *affections parasitaires de la peau et du tissu cellulaire sous-cutané*, etc...

Mal nourrie, la peau est aussi le siège des lésions et des affections diverses qui viennent exprimer à l'extérieur les maladies constitutionnelles dont nous avons déjà parlé. L'*arthritis*, mais surtout la *scrofule* se manifestent souvent ainsi, et, dans ces cas, les eaux chlorurées exercent leur double action : *directe* ou *locale*, en modifiant la peau qu'elles baignent, *indirecte* ou *générale*, en entraînant un mouvement nutritif de l'organisme qui éteint peu à peu les actes de sa maladie constitutionnelle.

Je ne puis passer sans rappeler l'observation d'un jeune Béarnais qui avait contracté aux Indes un *Éléphantiasis des Arabes :* ce malade n'avait pu être débarrassé de cette affection, malgré un traitement de trois années, tant à Cuba qu'à l'hôpital Saint-Louis, où Bazin l'avait inutilement soigné. Après trente bains salés, et l'absorption quotidienne, pendant un mois, d'eau minérale de Salies, le malade était en pleine voie de guérison. Ce fait fut observé, en 1864, par M. le docteur de Coustalé de Larroque. En le relevant, n'est-il pas logique de se demander si cet éléphantiasis, contracté aux Indes, n'était pas une maladie parasitaire de la peau, et si les eaux de Salies ne l'ont pas guéri précisément pour ce motif. Si l'on admet que les filaires introduits dans la circulation par les moustiques provoquent les lésions cutanées de l'éléphantiasis des Arabes, on doit moins s'étonner que les eaux de Salies les puissent guérir.

Les *ongles* subissent, pendant les maladies chroniques, la conséquence des désordres de la nutrition cutanée : leurs ralentissements nutritifs se traduisent, à l'extérieur, par des irrégularités de leur surface libre, formant des sillons transversaux plus ou moins larges et profonds.

Les *cheveux*, les *cils*, les *sourcils*, la *barbe*, etc., ne sont que des productions de l'épiderme, et, comme lui, souffrent du ralentissement nutritif dans les maladies chroniques. Ils perdent leur souplesse, leur aspect brillant et soyeux ; les cils, en particulier, deviennent ternes et ne décrivent plus cet arc gracieux qui ajoute son charme à la physionomie, dans l'état de santé.

La *sécrétion sébacée* est diminuée chez certains malades, dont la nutrition est ralentie, le système nerveux excitable, et qui sont fatigués : on l'observe surtout chez les surmenés. Ces malades sont comme *desséchés*, parce que leur épiderme, leurs cheveux et leurs cils ne sont plus lubrifiés par la matière sébacée. La peau perd en partie l'imperméabilité à l'eau et à ses microbes que le *sebum* lui procurait, tandis que, pour les mêmes causes, le *cerumen* se fait rare dans le conduit auditif externe. Il en résulte, comme je l'ai vu chez plusieurs de ces malades, une sécheresse des cheveux, et une certaine surdité. Le sebum de l'oreille externe a pour but de saisir et de fixer sur lui, au passage, les corps étrangers venus du dehors ; aussi y rencontre-t-on des microcoques et des diplocoques nombreux. Quand ce sebum manque, les microbes ont leur laisser-passer et gagnent, sans obstacles, la membrane du tympan, mise aussitôt en conditions pathologiques.

Chez ces malades, arthritiques le plus souvent, on voit *d'abondantes pellicules du cuir chevelu* qui sont liées à la chute des cheveux et de l'alopécie. Dans ces pellicules on rencontre de nombreux champignons saccharomycètes, des micrococques et des bactéries... Si, chez ces malades, les bains, les douches et les lotions du cuir chevelu déterminent la disparition des pellicules, l'arrêt de la chute des cheveux, le réveil des follicules, et la pousse normale des poils, il faut surtout attribuer ces résultats à la stimulation du cuir chevelu et de ses glandes pileuses et sébacées, sans omettre l'action microbicide directe probablement exercée par l'eau salée.

Chez d'autres malades au contraire, en particulier chez les lymphatiques, les scrofuleux dont la peau est lâche et molle, les glandes sébacées trop ouvertes laissent s'opérer avec excès, à la surface cutanée, la fonte globulaire qui constitue leur sécrétion. C'est dans ces circonstances qu'on observe les *éruptions d'Acné*, sorte de phlegmasie chronique des glandes sébacées : on attribue, non sans raison, à un microbe acnogène qui trouve un milieu favorable dans la séborrhée, une part dans la production de l'acné. Ici encore, si le microbe est l'ensemencement extérieur, l'organisme prédisposé, peu résistant, déprimé, prépare le terrain, et ce terrain c'est la peau.

La *sueur* est parfois singulièrement diminuée chez certains malades, secs, nerveux, épuisés ; elle est au contraire trop facile et trop abondante chez la plupart des autres. Chez ces derniers, les glandes sudoripares sont mal nourries sans doute, et on se demande pourquoi, en cet état d'appauvrissement, elles sécrètent avec excès. Il n'en faut pas être surpris : la nutrition de la glande souffre en effet, au même titre que les autres éléments de la peau, et le résultat de cette faiblesse nutritive est de relâcher les tissus des glandes à sueur et de laisser béants et dilatés leurs conduits et leurs orifices d'excrétion. Ce premier effet est donc de rendre les glandes lâches et molles, et d'ouvrir leurs conduits. Mais la sécrétion sudorale ne se fait pas sous l'influence des nerfs vaso-moteurs de ces glandes ; elle s'exerce sous l'action directe de nerfs spéciaux, indépendants des autres, nerfs excito-sécrétoires, (Vulpian, Luchsinger). Ces nerfs spéciaux de la sécrétion sudorale qui ont leur origine dans l'axe gris de la moelle peuvent ne pas être malades : ils excitent alors la sécrétion qui est excrétée avec excès par les glandes malades.

La sueur peut être versée à la surface de la peau dans des proportions importantes, chez les gens affaiblis par les maladies chroniques (jusqu'à 100, 200 et même 400 grammes par heure, alors qu'en moyenne, la peau ne doit livrer passage qu'à environ 40 à 50 grammes de sueur par heure). On comprend qu'il y ait là une cause nouvelle d'affaiblissement par déperdition des éléments liquides et solides que contient la sueur.

Il ne faut pas oublier que cette sécrétion éliminatrice rejette normalement de l'organisme 15 à 20 grammes de produits de déchet solides pendant que l'urine en doit emporter 60 à 70 grammes.

Ces produits solides sont de l'urée (5 pour 1000) et des acides gras d'une part, et d'autre part des sels minéraux (surtout des chlorures de sodium et de potassium, et des sulfates et phosphates alcalins, 5 pour 1000). Mais pour que la sueur rejette de l'urée, il faut des mouvements musculaires, des oxydations et des dédoublements des substances azotées, des albuminoïdes qui se transforment en ce produit d'excrétion. Or, nos malades marchent peu ou point, beaucoup sont apportés sur des lits et vivent sédentaires dans l'air confiné de leur chambre. Leurs sueurs abondantes n'éliminent donc guère d'urée, et ne servent qu'à les épuiser inutilement. Ajoutons que la sueur n'élimine pas d'acide urique, et qu'elle empêche le rejet de ce déchet, parce qu'elle contribue, par son abondance, à la rareté des urines chez les malades chroniques, et que c'est par l'abondance de cette sécrétion que l'acide urique doit être éliminé.

Dans les maladies chroniques, ces sueurs exagérées empêchent donc les urines de présenter l'abondance physiologique, et deviennent l'un des éléments étiologiques de l'affaiblissement des sujets. De plus, loin de régulariser la température du corps, comme elle le doit faire, dans l'état de santé, par l'évaporation insensible de la moiteur de la peau, la sécrétion sudorale expose nos malades aux refroidissements, parce qu'elle est exagérée ou produite mal à propos. On conçoit les retentissements graves et variés de ces refroidissements sur les diverses parties de l'organisme déjà affectées, refroidissements qui peuvent être justement comparés dans leurs effets à ceux du vernissage de la peau chez les animaux. Ce sont encore là des causes permanentes qui entretiennent l'état chronique et empêchent les malades de guérir.

Enfin les *papilles nerveuses et vasculaires*, ainsi que les *fibres musculaires* de la peau sont troublées dans leurs fonctions comme elles le sont dans leur nutrition.

Si je me suis arrêté sur ces divers états morbides que la peau présente dans les maladies chroniques, c'est qu'il faut leur attribuer un rôle pathogénique prépondérant, et considérer le rétablissement physiologique des éléments cutanés comme la première indication du traitement.

Des troubles nombreux et étendus de la nutrition générale sont en effet liés à ces altérations, et leurs retentissements multiples et complexes se font sur les centres nerveux, sur les nerfs sensitifs, moteurs et trophiques, en particulier sur le grand sympathique, sur les muscles lisses, sur la circulation du sang et de la lymphe, enfin sur les phénomènes plus intimes de la nutrition, c'est-à-dire sur les échanges entre le sang, les tissus et l'extérieur.

C'est sur cette vaste surface cutanée, qui ne mesure pas

moins de 16,000 centimètres carrés, que les eaux de Salies exercent leur première, plus directe et plus puissante action. On peut même dire que c'est cette action même que le médecin doit chercher avant tout. Si la peau n'est pas modifiée, si elle n'est pas suffisamment réintégrée dans son état physiologique, il n'y a pas à compter sur l'action que l'on est en droit d'attendre de ces Eaux, en faveur des autres organes. On peut dire que tout malade dont la peau n'a pas encore recouvré ses fonctions normales, n'est pas *prêt* à recevoir les effets curateurs de Salies : il faut, dans ces cas, insister davantage, savoir patienter et rassurer légitimement les personnes qui parfois ne sont pas guéries au bout de vingt-cinq ou trente bains.

Mais à mesure des modifications que la peau subit, on observe les améliorations prochaines, et déjà il s'en fait sentir de lointaines.

La peau se resserre tout d'abord, qu'on emploie les bains, les douches ou les compresses imbibées d'eau minérale. Plus tard, elle se sèche, et devient moins onctueuse ; bientôt même l'action excitante des sels se traduit par de la rougeur qui exprime, non plus de la congestion passive, mais une circulation plus active du sang dans les capillaires ; parfois même des éruptions artificielles paraissent (érythème, papules, etc.).

Sous cette influence, les cellules et les globules de l'épiderme et du derme, les poils, les ongles, les glandes sébacées et sudorales, les papilles nerveuses et vasculaires, les fibres musculaires lisses sont régénérés.

On voit la peau reprendre sa fermeté et sa résistance. Les solutions de continuité pathologiques de la couche épidermique se ferment, et la barrière défensive redevient absolue et complète en face des microbes qui affluent de l'extérieur.

Les *ulcérations* se détergent, une fine couche granuleuse remplit leur fond, recolle et arrondit leurs bords, et les cellules du tissu cicatriciel revêtent bientôt la surface d'un épiderme nouveau. Mon excellent ami et confrère M. le docteur Dufourcq, de Salies, l'a souvent observé : il m'a même cité une intéressante remarque qu'il a faite sur ses chiens de chasse. Quand ces animaux sont porteurs d'ulcérations chancreuses de la peau, si ces lésions résistent aux topiques et aux cautérisations, leur guérison est rapidement assurée par le simple lavage et l'application de l'eau pure de la fontaine salée.

Les affections cutanées qui semblent se rattacher à l'*Arthritis* guérissent très bien à Salies. Il faut citer en particulier les *furoncles*. Cette affection semble débuter dans l'appareil pilo-sébacé de la peau, et se caractérise, comme on le sait, par sa forme conique, dure, douloureuse, par la suppuration, l'issue du bourbillon, et la présence d'un microbe pathogène qui n'est autre que celui de l'ostéo-myélite, le *Staphylococcus pyogenes aureus*. Mais pourquoi ce microbe ne produit-il pas, dans ce cas, seulement une vulgaire suppuration? Pourquoi cette inflammation violente, bien que limitée, « cette eschare glandulaire », selon l'expression de Trélat.

C'est qu'à la cause occasionnelle extérieure se joignent des causes prédisposantes internes: la maladie arthritique est l'une de ces causes. On peut ajouter les écarts de régime, l'abus des alcools, de l'alimentation trop animalisée, les fatigues, les préoccupations morales, le diabète chez certains sujets, l'albuminurie chez d'autres. Quoi qu'il en soit, ces furoncles se succèdent souvent au nombre de 3, 4, 6, 10 et bien davantage, parfois pendant des mois, chez un même individu : ils constituent de la sorte une véritable *furonculose*. Les eaux chlorurées sodiques agissent merveilleusement non seulement sur le furoncle produit, mais elles empêchent cette succession de furoncles, et voici comment : d'une part, l'eau salée modifie la peau, stimule sa nutrition, et l'épiderme ferme bientôt aux staphylocoques, qui ont pullulé dans le foyer voisin, et qui s'en échappent avec le pus et le bourbillon, les petites solutions de continuité, les éraillures que son mauvais état avait laissé produire : les microbes ne passent plus. L'organisme est en outre modifié, la prédisposition arthritique en particulier est combattue, le terrain n'est plus fertile pour les microbes et les furoncles cessent de se montrer et de se succéder.

On en peut dire autant de l'*impétigo*, des *pityriasis*, des *echtymas*, de l'*acné*, de certains *lichens*, de quelques *eczémas*, etc., affections essentiellement chroniques et presque toujours liées à l'une des maladies constitutionnelles dont nous avons parlé, arthritis, scrofule ou syphilis.

A mesure que la peau reprend sa vitalité, que les échanges nutritifs s'effectuent plus activement, que le sang apporte des matériaux plus abondants et remporte plus vite et plus complètement les parties désassimilées, les *ongles* reprennent leur coloration rosée, leur épaisseur normale et leur surface uniforme, les *poils* redeviennent soyeux et brillants, les cils en particulier redressent leur pointe et décrivent l'arc gracieux dont j'ai parlé. La sécrétion sébacée se régularise ; l'épiderme redevient, grâce à elle, plus imperméable à l'eau ; le cérumen de l'oreille reparaît chez ceux qui en étaient privés et l'oreille recouvre ses fonctions.

Quant à la *sueur*, absente chez les uns, et trop abondante chez les autres, elle redevient normale chez tous, parce que les glandes sudorales sont mieux nourries, et qu'elles reçoivent de leurs nerfs spéciaux excito-sécréteurs une innervation plus physiologique.

Quant aux papilles *nerveuses et vasculaires*, elles sont spécialement modifiées par les bains, les douches et les applications d'eau salée. C'est en partie par l'intermédiaire des nerfs de la peau que les Eaux chlorurées touchent pour ainsi dire directement aux centres et aux autres parties du système nerveux. On sait que les muscles lisses de la peau, sous l'influence de l'action réflexe, sont mis en fonction par les nerfs centrifuges, et que cela a lieu principalement pour les sécrétions de la peau : voilà une première action. Mais la peau est surtout riche en nerfs centripètes ou sensitifs dont l'importance n'échappe à personne au point de vue des actes réflexes si nombreux qui répondent à leur excitation, et à propos des diverses sensations tactiles dont ils sont les points de départ.

Il importait de le signaler ici pour laisser entrevoir comment des eaux, dont l'action est en somme plus le résultat d'un contact de la peau que d'une absorption considérable, peuvent actionner des nerfs et des centres nerveux placés au loin, et, par ces appareils, influencer des tissus et des organes encore plus indépendants et plus éloignés de la peau.

Il ne faut pas oublier non plus les *nombreux capillaires* sanguins de la peau, et l'influence exercée, grâce à leur intermédiaire, par les eaux de Salies, sur les nerfs et les centres vaso-moteurs. Le grand sympathique doit compter en effet avec des excitations vaso-motrices qui s'exercent dans des vaisseaux répandus en réseaux innombrables sur une surface de 16,000 centimètres carrés.

Je signale enfin l'action particulièrement heureuse produite par les applications de *compresses imbibées d'Eaux-mères bromo-iodurées* sur la peau malade ; on peut, grâce à elles, obtenir certains effets sédatifs et résolutifs, qui, sans cesser d'exercer une heureuse action trophique, déterminent souvent la disparition de phénomènes morbides rebelles.

De ce qui précède il faut conclure à l'action particulièrement puissante des eaux chlorurées sodiques fortes bromo-iodurées de Salies, tout d'abord contre les troubles trophiques, sensitifs et sécrétoires de la peau ; secondement à l'action non moins favorable exercée, par l'intermédiaire du revêtement cutané, sur la nutrition générale, sur l'innervation, la circulation, et les autres fonctions de l'organisme.

Il est bien reconnu désormais que les dermatoses parasitaires se greffent souvent sur des états diathésiques. Les troubles permanents de la nutrition qui caractérisent ces maladies constitutionnelles et les entretiennent à l'état chronique, amènent dans les éléments de la peau des modifications chimiques qui favorisent la germination des microbes là où le revêtement cutané, pourvu de son intégrité, résistait à leurs attaques et en préservait l'organisme. L'antisepsie cutanée, produite directement et indirectement dans tous les tissus de la peau, ne rendrait-elle pas compte de la guérison, par les Eaux de Salies, de ces dermatoses parasitaires et diathésiques ?

Quoi qu'il en soit, les bains de Salies sont, au premier chef, un moyen héroïque de prophylaxie et constituent une médication éminemment curatrice des affections dont nous venons de parler.

II. — Affections des muqueuses et de leurs sécrétions. — Comme le fait l'épiderme, pour la peau, les *Epitheliums* forment une couche de revêtement interne continue sur toute la surface des muqueuses. Un fait physiologique des plus importants en résulte, c'est que : toutes les substances qui doivent pénétrer dans l'organisme, comme toutes celles qui doivent en sortir, sont forcées de traverser une membrane épithéliale.

Le rôle des épithéliums dans la nutrition générale de l'homme est donc capital, et dès lors tout ce qui viendra altérer leur constitution et troubler leurs fonctions portera préjudice grave aux phénomènes nutritifs. Or, nous le savons, tout désordre nutritif devient condition permanente de l'état chronique des maladies.

C'est pour ces motifs que les altérations des épithéliums sont très fréquentes chez les malades qui viennent à Salies, et qu'il est particulièrement précieux de savoir quelle action les Eaux salées exercent sur ces tissus.

Les épithéliums des muqueuses, cylindriques en général, ont des fonctions vitales très actives ; ils présentent des globules très nombreux, accumulés et serrés sur un même espace, se comprimant latéralement. On les voit se plisser sur eux-mêmes, ici pour revêtir des papilles et des villosités, ailleurs pour former, par un plissement en profondeur, des glandes chargées de sécréter. Quelques-uns, plus remarquables, comme ceux des fosses nasales, de la trachée, des grosses bronches, des canaux épididymaires, des trompes et de l'utérus, etc., sont munis de cils vibratiles dont les mouvements, nécessaires à la santé, sont arrêtés par les milieux acides et *excités par les liquides alcalins.*

Ces épithéliums président aux échanges entre le milieu intérieur (sang et lymphe) et le milieu extérieur. Par leur fonte, par leur desquamation, ils donnent lieu à des sécrétions nombreuses, en particulier aux sécrétions muqueuses.

Les muqueuses et les épithéliums reçoivent des nerfs nutritifs (vaso-moteurs), et des nerfs excito-secrétoires distincts des premiers.

Outre le rôle protecteur qu'ils remplissent vis-à-vis des organes qu'ils revêtent, ces épithéliums possèdent des activités spéciales capables de modifier les phénomènes, purement physiques, de filtration et d'osmose. Il y a en réalité une *action élective* par laquelle certaines substances sont arrêtées au passage, tandis que d'autres traversent facilement les membranes épithéliales ; les forces physiques sont donc encore ici bien évidemment soumises à une force vitale supérieure qui se les subordonne en vue des besoins et de la fin de l'organisme humain.

Or, ces membranes épithéliales perdent cette *action élective,* à mesure qu'elles sont altérées par la maladie ; dans ce cas, les forces physiques reprennent l'avantage sur la force vitale ; elles laissent s'opérer la filtration et l'osmose pour des substances dont le passage devient nuisible à la santé (Expériences de Küss, Susini).

Sous les épithéliums, dans les maladies chroniques, circule un sang qui, altéré lui-même, ne fournit plus des matériaux suffisants de nutrition ; le passage de ces matériaux jusqu'aux cellules épithéliales n'a plus lieu que par une imbibition défectueuse, aussi ralentie qu'elle était normalement active. Il résulte de ces diverses conditions pathologiques que, dans les maladies chroniques, les épithéliums souffrent, sont plus ou moins altérés, et fonctionnent mal.

1° *Troubles de la muqueuse digestive.* — Nous constatons presque toujours, chez les malades chroniques, des *troubles digestifs* dus, au moins en partie, aux vices fonctionnels des glandes et des épithéliums, qui les forment. On observe la perte d'appétit, l'insalivation défectueuse, des altérations des amygdales, une sécrétion mauvaise du suc gastrique dans lequel manque souvent la proportion d'*acide chlorhydrique* nécessaire à la pepsine pour opérer les phénomènes chimiques préparatoires à l'absorption des aliments par la surface intestinale, etc... L'absorption des aliments mal digérés se fait incomplètement ; les malades souffrent (*Dyspepsies*) et s'affaiblissent, la plupart avec de la *constipation,* quelques-uns avec une *diarrhée atonique.*

Je tiens à indiquer ici tout spécialement les inconvénients présentés par les altérations chroniques des *Amygdales,* souvent observées chez les malades, surtout chez les enfants lymphatiques qui viennent à Salies. Longtemps on a ignoré les fonctions auxquelles les amygdales étaient préposées, et quand on les trouvait engorgées, hypertrophiées, on n'y prenait guère attention que si leur hypertrophie était telle qu'elle diminuait sensiblement la quantité d'air inspiré et entraînait une déformation, un rétrécissement et un arrêt de développement consécutifs de la cage thoracique.

Aujourd'hui on connaît l'une des fonctions de ces deux

glandes du groupe lymphatique, composées de vésicules closes-sphéroïdales rangées autour des dépressions ou lacunes dont leur face interne est creusée. Situées, comme deux postes, des deux côtés de l'isthme du gosier, ces deux glandes sont riches de sources nutritives, puisqu'elles reçoivent du sang des artères pharyngienne inférieure, palatine et linguale. Cette richesse sanguine est en rapport avec la fonction très active dévolue aux cellules de l'épithélium qui tapisse la surface interne des lacunes. Elles contribuent comme la rate à la formation des globules blancs du sang. Elles ont de plus charge de saisir au passage et de fixer la plus grande quantité possible des microbes qui franchissent l'isthme du gosier, afin de les neutraliser par leur action phagocytique. C'est pour cela qu'on trouve toujours, même dans les lacunes des amygdales les plus saines, des amas de noyaux caséiformes, constitués par des débris divers de corps étrangers et de champignons inférieurs qui n'ont pu franchir ce détroit sans être arrêtés par les éléments anatomiques de ces deux postes de défense.

On peut s'expliquer aujourd'hui la fréquence des angines pultacées, phlegmoneuses, diphtéritiques même, chez les sujets porteurs d'amygdales altérées, c'est-à-dire affaiblies. La vitalité de leur épithélium est troublée, leur phagocytisme est moins actif, et les microbes ont beau jeu au sein de ces lacunes amygdaliennes devenues, pour eux, par ralentissement de la nutrition, des foyers favorables de culture. Voilà également pourquoi l'ablation des amygdales par l'instrument tranchant me semble une opération dont on s'éloignera de plus en plus, à moins de conditions d'urgence. N'a-t-on pas constaté tout d'abord que la section des amygdales expose à l'angine couenneuse, ces organes ne phagocytant plus le microbe de la diphtérie? N'est-il pas, en second lieu, plus sage et plus sûr d'imposer le retour physiologique de la nutrition aux amygdales malades, en tonifiant les sujets en question, en même temps que ces glandes elles-mêmes? C'est en effet en stimulant les malades par les bains chlorurés et les douches, en modifiant les amygdales par des pulvérisations directes, ou même par des douches nasales d'eau salée, que l'on atteindra ce but : on aura en tous cas l'avantage d'avoir ainsi conservé et rendu sains pour l'organisme ces deux organes de défense contre les agents nocifs de l'extérieur, et c'est bien quelque chose.

Sous pareille influence, j'ai vu disparaître aussi à Salies des *granulations* rebelles de la muqueuse pharyngienne; on sait que ces lésions sont liées aussi elles à la présence dans leur sein d'un microcoque pathogène.

Par suite du traitement de Salies, nous constatons en outre l'éloignement des *dyspepsies,* de la *constipation* que remplace même parfois une tendance contraire qui semble prouver en faveur de l'absorption des eaux salées. On conçoit que ces résultats se produisent quand on songe aux modifications que subit le *suc gastrique* en particulier, lorsque la nutrition de la muqueuse est remontée, et que le sang plus riche apporte, sous forme de chlorures abondants, les éléments dont le suc gastrique a besoin. On sait que le suc gastrique, si indispensable à toute bonne digestion, contient en effet des *chlorures de sodium,* de *potassium,* de *calcium* en notables proportions, et l'acide *chlorhydropeptique.* L'acide lactique qu'on rencontre dans l'estomac semble désormais ne devoir être considéré que comme un produit de décomposition des aliments qui y sont introduits. L'*acide chlorhydrique* est au contraire très certainement sécrété par les glandes stomacales et constitue l'élément indispensable du suc gastrique. De récentes expériences ont démontré irrévocablement la vérité, et ont ajouté des notions précises sur ce point : c'est ainsi qu'on a constaté que si l'acide chlorhydrique seul ne peut digérer les aliments, la pepsine seule, sans acide chlorhydrique, y parvient encore moins. La pepsine ne peut donc digérer les substances albuminoïdes et les transformer en peptones assimilables que si l'*acide chlorhydrique* lui est adjoint en proportions importantes : on peut même dire qu'il y a presque toujours assez de pepsine dans l'estomac, mais qu'il n'y a pas toujours assez d'acide chlorhydrique. Ce n'est donc pas la pepsine qui est la régulatrice des fonctions chimiques de la digestion stomacale, c'est l'acide chlorhydrique. (M. L. George, de Nancy, *Revue médicale de l'Est.*)

Faut-il s'étonner maintenant de l'action parfois si rapide des Eaux de Salies sur les digestions, quand on sait, d'une part, que ces Eaux apportent, par le sang, aux glandes de l'estomac des chlorures de sodium, de potassium et de calcium, et surtout le *chlore* nécessaire à la formation de l'acide indispensable à la sécrétion du suc gastrique?

On en peut dire autant de la *salive :* elle aussi doit contenir des chlorures de sodium et de potassium ; mais elle doit de plus renfermer ce dernier métal pour former le sulfo-cyanure de potassium qui lui donne la propriété de s'opposer à la décomposition des parcelles alimentaires restées entre les dents, et peut-être ainsi à la carie dentaire.

Même observation pour le *suc pancréatique* qui doit présenter, pour être actif, de la *soude* unie à la pancréatine, des chlorures de sodium et de potassium, des sels de chaux et de magnésie ; cette composition est essentielle à son action digestive des albuminoïdes qu'il transforme en peptones, des féculents qu'il change en sucre, des graisses qu'il émulsionne et qu'il décompose en acides gras et glycérine.

Les Eaux de Salies apportent donc aux appareils de sécrétion si importants de la digestion, d'abord les sels dont ils ont besoin pour leurs produits, en second lieu la stimulation nutritive qui les fait fonctionner plus activement. Et c'est ainsi que s'éloignent et disparaissent peu à peu ces troubles digestifs nombreux qui constituent une des conditions permanentes les plus sérieuses de l'état chronique des maladies.

Elles contribuent enfin à conférer au suc gastrique, par son abondant *acide chlorhydrique,* la propriété d'empêcher, au moment de leur introduction dans l'estomac, la fermentation exagérée des aliments. Le suc gastrique est donc, *grâce aux sels que lui offre l'Eau de Salies,* assuré d'avoir les éléments d'une véritable puissance anti-microbienne, dans l'estomac, si l'on admet que les fermentations sont des actes microbiens.

2° *Troubles de l'épithélium pulmonaire.* — L'*absorption pulmonaire* souffre également de ce ralentissement de la nutrition générale : l'épithélium à cils vibratiles n'a plus la même activité dans ses mouvements, dans ses fonctions de défense de l'organisme et d'échanges entre l'extérieur et le sang. D'un autre côté, les malades sont presque tous condamnés depuis longtemps à la sédentarité dans une chambre close, au centre d'une cité populeuse peut-être ; ils n'avaient pour respirer, avant de venir à Salies, que l'air vicié de la rue. Confinés dans une alcôve ou un appartement mal aérés, ils ne se livraient plus aux mouvements, à la marche, aux exercices musculaires; ils ne dilataient plus qu'incomplètement leur poitrine pour respirer, et n'y introduisaient qu'une faible quantité d'oxygène. Pour les mêmes raisons, ils n'éliminaient pas autant d'acide carbonique ni de vapeur d'eau, et ces troubles des fonctions de l'hématose et de l'élimination pulmonaires s'ajoutaient à tous les autres pour entretenir l'état chronique de la maladie.

Les bains de Salies actionnent la peau, les systèmes nerveux et musculaire de ces malades ; la circulation du sang devient plus active ; les affections localisées s'amendent et permettent aux grabataires de se lever, de marcher. Ces malades vont et viennent ; grâce à la marche, aux mouvements, ils respirent plus largement, plus profondément, et une dose d'oxygène, chaque jour augmentée, est absorbée par leurs poumons.

La douceur du climat et sa beauté permettent en outre de faire séjourner les malades, durant des journées entières, comme je l'ai souvent prescrit, dans les parcs et les jardins où l'on respire une atmosphère douce, mais pure et chargée de chlorures alcalins. Souvent ces mêmes malades qui, à Paris ou dans d'autres grandes villes, ne quittaient plus la maison, se font emporter, par d'excellents landaus fort bien suspendus, vers les montagnes voisines, où l'air est pur et l'oxygène abondant. Ces excursions tendent aussi à augmenter l'absorption de l'oxygène si nécessaire aux échanges nutritifs.

Un homme, d'âge moyen, pesant 63 kilogrammes, n'absorbe, à l'état de repos, que 28 grammes d'oxygène par heure, tandis que, dans le même temps, il en absorbe 120 grammes s'il se livre au mouvement. Une jeune fille de dix-huit ans, pesant 62 kilogrammes, n'absorbe par heure que 27 grammes d'oxygène ; elle en absorbe, dans le même temps, 108 grammes si elle remue.

A Salies, on fait disparaître le ralentissement de la nutrition de l'épithélium vibratile des fosses nasales, de la trachée, des bronches et des poumons, tant par l'action indirecte générale des bains et des douches, que par l'action directe de l'eau chlorurée forte bromo-iodurée introduite par diverses voies, en particulier par les voies respiratoires.

Une triple conséquence en est le résultat. Excités dans les mouvements de leurs cils vibratiles par la présence des chlorures alcalins, les épithéliums, fonctionnant mieux, protègent plus efficacement l'organisme contre les microbes pathogènes véhiculés par l'air; — ils absorbent plus activement l'oxygène ; — ils éliminent mieux l'acide carbonique et la vapeur d'eau. Les malades respirent aussi plus fortement un air pur, et introduisent ainsi des doses d'oxygène trois ou quatre fois plus considérables.

On comprend quel coup de fouet heureux pour la nutrition générale, quand pareil résultat est obtenu : l'organisme tend à se relever sur tous les points à la fois, parce qu'il est parcouru et nourri par un sang plus oxygéné. Ce sang est porté par des vaisseaux dont les fonctions redeviennent physiologiques grâce au retour de l'intégrité des muscles lisses, des vasa-vasorum, du système nerveux, des appareils de la digestion, etc. L'état chronique disparaît alors à mesure que l'organisme humain retrouve ses synergies vitales et ses puissances de réaction curative.

III. — Affections du sang et de la lymphe. — 1° *Troubles pathologiques du sang.* — Le sang, « cette chair coulante », comme disait Bordeu, est une sorte de tissu dont l'état « coulant » est adapté à sa fonction. Il n'a cependant pas, pour ce motif, perdu ses propriétés de tissu ; c'est bien un tissu formé de cellules roulant dans un liquide qui circule le long des vaisseaux. Le globule blanc est la cellule spécifique du sang ; les globules rouges en sont comme la substance intercellulaire figurée. Les nécessités fonctionnelles ont entraîné la forme arrondie et discoïde de cette substance, sa consistance ductile, son poids spécifique précis : il faut tout cela aux globules rouges pour rouler dans le sang et y assurer le rôle physiologique principal des globules blancs. A ces derniers, est réservée la fonction fondamentale de former directement les globules rouges, de former, de nourrir et de réparer les divers autres tissus de l'organisme, sans parler de les défendre contre les microbes ennemis et les corps étrangers, par leurs propriétés phagocytiques.

On conçoit l'importance des altérations du sang au point

de vue de la santé, quand on résume le rôle de ce « milieu intérieur », comme l'appelait si justement Claude Bernard. A la fois liquide nourricier et liquide excréteur, il charrie en même temps que les matériaux nécessaires à la vie des organes, les principes de déchet qui en proviennent et doivent être éliminés. Non seulement le sang porte aux tissus des substances nutritives, mais, grâce à l'oxygène, fixé dans ses globules rouges par l'hémoglobine, il leur donne l'agent indispensable de leurs oxydations. Il contribue encore au maintien des propriétés vitales propres à chacun des tissus, irritabilité musculaire, excitabilité nerveuse, etc. Il est donc, dans son intégrité, l'agent principal dont la force vitale se sert pour faire produire la chaleur, le travail mécanique, l'innervation, etc..., phénomènes dont l'homme a besoin pour vivre et se bien porter. Il n'est pas jusqu'à l'acide carbonique qu'il reçoit, à titre de déchet après les désassimilations, qui n'exerce avant son élimination, une action physiologique de stimulation sur certains tissus, certains centres nerveux, en particulier sur le centre inspirateur.

Agent de transport des matériaux des tissus désassimilés, le sang débarrasse à mesure, et par l'intermédiaire des émonctoires, l'organisme de principes de déchet qui, s'il s'y accumulaient, produiraient, avec la perte de fonction des organes, des accidents d'auto-intoxication (accidents urémiques, etc.).

Le sang, par sa pression donne en outre aux tissus et aux organes un certain degré de tension nécessaire à leurs fonctions, ainsi qu'à la transsudation régulière de son plasma à travers les parois vasculaires, transsudation indispensable à la circulation lymphatique, à la nutrition des éléments anatomiques, aux sécrétions.

Le sang est enfin le grand distributeur du calorique dans l'organisme : cette chaleur, engendrée par les actions chimiques qui se passent en son sein et en dehors de lui, il la transporte dans toutes les parties du corps et en régularise la répartition comme la perte obligée. Si ce coup d'œil rapide sur le sang montre de quelle importance est son intégrité pour la santé, il indique en même temps que ses altérations pathologiques constituent l'une des conditions permanentes les plus sérieuses de l'état chronique des maladies.

Un fait qui nous intéresse tout particulièrement à Salies, c'est que la proportion des divers éléments du sang doit toujours conserver une certaine constance, surtout *pour les substances minérales,* si l'on veut que la santé soit bonne. Dès que la proportion de ces éléments est altérée, dès que leur composition chimique et leur morphologie sont changées, le sang est malade, et l'homme au sein duquel il circule l'est également.

Or, les altérations pathologiques du sang qui guérissent à Salies-de-Béarn sont :

Les anémies. — On sait que cet état morbide du sang est caractérisé selon les cas, par des variations du nombre des globules rouges, par leurs inégalités de forme et de volume, par la diminution de leur richesse en oxyhémoglobine, par l'augmentation de leur destructibilité, etc. Symptôme commun à un grand nombre de maladies et d'affections, l'anémie est tantôt le résultat d'hémorrhagies, de flux prolongés, de pertes de toute nature subies par l'organisme, etc. Tantôt elle se lie naturellement aux maladies chroniques dans lesquelles la nutrition est ralentie, et aux états morbides occasionnés par des privations, des fatigues, des excès de toute sorte.

Sous l'influence des eaux chlorurées sodiques bromo-iodurées, je l'ai bien souvent constaté à l'aide de l'hématoscope du docteur Hénocque, on voit la richesse du sang en oxyhémoglobine augmenter de 4 et 5 0/0 en moins de quelques semaines, tandis que l'activité de réduction de cette oxyhémoglobine dans les tissus se régularise à mesure.

Cette activité des échanges nutritifs est-elle exagérée chez certains malades, le plus souvent nerveux, excitables ? L'addition des eaux-mères aux eaux chlorurées permet de réduire cet excès d'activité qui semble destiné à compenser le défaut de richesse du sang, et les eaux ainsi modifiées permettent de ramener l'activité des échanges vers l'unité normale. Pendant ce temps, les globules rouges se chargent d'une plus grande quantité d'hémoglobine, de fer, de *chlorure de sodium* et d'oxygène ; ils activent aussitôt les fonctions des globules blancs, et les anémies diminuent.

Chez d'autres malades, au contraire, le sang a-t-il le

minimum d'oxyhémoglobine compatible avec l'état de santé, 10 0/0 par exemple? Dans ces cas, la nutrition est parfois tellement ralentie que, malgré un degré d'anémie peu marqué, le malade présente le cortège des symptômes généraux de l'*atonie* générale : ici encore les bains salés font merveille; mais les eaux-mères n'ont plus la même indication que dans le premier cas. Les anémies qui guérissent à Salies disparaissent d'ailleurs pour plusieurs motifs, car ces eaux exercent des actions multiples et complexes dont le résultat final est de relever les fonctions de la nutrition, de l'assimilation et de la désassimilation, d'activer les échanges et dès lors d'enrichir le sang, c'est-à-dire de supprimer l'une des principales conditions permanentes qui favorisent et entretiennent l'état chronique des maladies.

Si on a pu dire avec raison que notre siècle est « le siècle des anémiques, » on peut ajouter aujourd'hui que ce siècle peut voir les nombreux anémiques qu'il engendre guérir presque toujours très promptement par les bains et les douches de Salies-de-Béarn.

Je ne parle pas ici de la chlorose que je range dans les affections spéciales à la femme pubère. Sans m'arrêter aux distinctions qu'on a cherché à établir entre diverses sortes d'anémies, je ne comprends donc sous ce nom qu'une affection localisée aux globules sanguins, et commune à un grand nombre d'états morbides. J'ai rappelé tout à l'heure que l'hémoglobine des globules rouges se combine avec l'oxygène apporté par l'absorption pulmonaire et fixe ce gaz; or, l'anémie consiste avant tout dans la pauvreté du sang en oxyhémoglobine, et secondement dans les altérations du nombre, du développement, de la forme des globules ainsi que de leur résistance aux causes de destruction.

Les observations abondent sous la plume des praticiens qui ont écrit sur Salies pour prouver que « ces eaux sont spécifiques de l'anémie. » (Dr Lejard.)

On peut donc, en présence d'une anémie, condition permanente de la chronicité d'une maladie ou d'une affection, attaquer avec tout espoir cette affection du sang par les eaux chlorurées sodiques fortes bromo-iodurées. Si le traitement est bien conduit selon les indications présentées par chaque anémique en particulier, on verra bientôt le sang de ces malades devenir riche d'oxyhémoglobine ; les échanges nutritifs entre ce fluide régénéré et les tissus s'opéreront avec une activité chaque jour meilleure, les troubles du système nerveux s'effaceront, et l'organisme, remonté par un sang généreux, réparera ses désordres matériels et fonctionnels, guérira ses affections localisées, et recouvrera la santé.

Les anémies des convalescences sont de cette façon rapidement et régulièrement menées à bonne fin. A mesure que le sang des convalescents retrouve ses qualités et l'équilibre quantitatif de ses éléments, toutes les fonctions, alanguies par la maladie récente mais passée, se rétablissent. Le sang circule plus vite, il reçoit ses matériaux avec plus d'abondance, il les échange plus activement ; il régénère ici, développe là, fournit ailleurs aux réserves organiques diverses, et le convalescent sourit à cette vie nouvelle dont il jouit avec d'autant plus de bonheur qu'il la ressaisit plus vite et qu'il en avait un plus pressant besoin.

L'épidémie d'*influenza* qui vient de sévir sur les peuples durant ce dernier hiver, a fait des anémiques innombrables. Je suis porté à considérer cette maladie comme produite par une influence exercée d'emblée sur le système nerveux : c'est pour ce motif, sans doute, que tous les malades ont éprouvé, dès le premier moment, un affaissement, une dépression remarquable des forces. Sous l'influence de cette atténuation des activités et des synergies nerveuses, des troubles trophiques ou de nutrition se sont presque invariablement montrés. Ils se sont traduits principalement par une rapide déperdition de l'oxyhémoglobine du sang, et par un ralentissement notable des échanges nutritifs ou de la réduction de cette oxyhémoglobine : je l'ai constaté à l'hématoscope chez beaucoup de malades.

Il est évident que cette anémie, liée à la dépression des réactions nerveuses, et parfois compliquées des microbes pathogènes (staphylocoques de la suppuration, streptocoques de l'érysipèle, etc.), cette anémie doit rationnellement guérir par les eaux de Salies.

Si je parle ici des malades porteurs d'*affections cardiaques,* ce n'est qu'incidemment à propos des maladies du sang, et pour dire que si les affections du cœur sont en général une contre-indication aux eaux de Salies, elles ne le sont cependant pas toujours. Il est, en effet, des malades qui, jeunes encore, portent depuis des années quelque lésion cardiaque, mais souffrent actuellement davantage d'autres affections justiciables des eaux salées. Si le cœur de ces malades n'est pas très atteint, si ses défauts sont bien compensés, on peut les baigner, mais à la condition d'une surveillance attentive. Si, après dix minutes d'immersion dans le bain, le médecin compte plus de quatre pulsations pour une respiration, il doit ou révulser en arrière, ou tempérer le bain par des eaux-mères bromurées.

Quand on voit les *anémies* guérir si bien à Salies, on se demande avec raison *comment les eaux chlorurées sodiques peuvent déterminer ces guérisons.* Cette action des eaux salées sur le sang est évidemment complexe ; elle est à la fois chimique et dynamique.

Elle s'exerce directement sur le sang qui absorbe, par des voies diverses, les sels qu'elle renferme, et indirectement par la stimulation générale que cette eau imprime à tout l'organisme par l'intermédiaire de la peau.

Le *chlorure de sodium,* une fois absorbé, se mêle au sang et augmente l'élasticité des globules rouges jusqu'à les faire s'allonger, à les faire devenir fusiformes (Expér. de Lindwurm). Hamburger a pu calculer le point de concentration d'une solution salée, *point isotonique* auquel le globule sanguin reste inaltéré, sans se décolorer : ce point est de 0,64 pour 100 pour le chlorure de sodium.

L'absorption à Salies d'une *dose d'oxygène* plus élevée, comme nous l'avons indiqué à propos de la muqueuse pulmonaire, augmente les dimensions des globules sanguins.

Les *sels de sodium et de potassium* retardent la coagulation du sang et activent sa circulation, et ce fait a son importance au point de vue de la formation si facile des caillots emboliques, des congestions, etc..., au cours de certaines maladies chroniques.

Le *serum du sang normal* doit contenir des *chlorures,* des *phosphates,* etc., de *sodium,* de *potassium,* de *calcium* et de *magnesium,* du *manganèse,...* toutes substances que lui offre l'eau de Salies.

Les *globules* doivent, eux aussi, pour être sains et bien vivants, renfermer des *chlorures alcalins* que leur apporte l'eau salée.

Si donc, dans les anémies, les globules sanguins manquent de quelques-uns de ces éléments, ils sont malades ; or, les eaux de Salies peuvent les guérir, puisque, d'une part elles tiennent en dissolution les matériaux, les sels qui font défaut, et qu'en même temps elles actionnent la puissance vitale qui, au sein des globules du sang, doit choisir et fixer les substances nécessaires.

Pertes de sang. — Quelle qu'ait pu être la cause d'une hémorrhagie, son résultat nécessaire est une anémie proportionnelle à l'abondance du sang perdu. Combien ne voyons-nous pas, à Salies, de femmes profondément anémiées par des hémorrhagies abondantes et prolongées ? Tantôt ce sont des pertes liées à des myo-fybrômes utérins, tantôt des ménorrhagies ou des métrorrhagies symptomatiques, ici de certaines chloroses, là de certaines métrites chroniques, etc. Dans tous les cas, il y a perte de sang, et les accidents qui en résultent s'expliquent par le seul souvenir du rôle physiologique si multiple du liquide sanguin.

Je n'ai pas à faire ici l'histoire de ces anémies ni de ces hémorrhagies ; ce que je veux seulement retenir c'est le fait expérimental de la réparation rapide *de l'eau et des sels du sang,* après les hémorrhagies ; encore faut-il que ces sels et cette eau soient offerts à l'organisme en suffisante quantité et d'une façon convenable. C'est précisément ce que présentent les eaux chlorurées sodiques de Salies, et c'est pourquoi elles relèvent si vite et si bien les malades restées exsangues après des pertes.

Quant aux substances *albuminoïdes et aux globules rouges du sang,* il faut un temps plus long pour qu'ils se réparent. Cependant, j'ai pu constater, chez des malades profondément anémiées par des hémorrhagies, une augmentation remarquablement rapide de la quantité d'hémoglobine du sang. Dès que les pertes avaient pris fin, je commençais les bains salés, en surveillant leurs effets ; puis je faisais vivre ces malades *dehors,* dans cette plaine de Salies, toute saturée des émanations chlorurées de la localité. Il m'a été possible de suivre ainsi, sous le champ de l'hématoscope, l'augmentation réellement étonnante de l'hémoglobine et la réparation des hématies.

Ces remarquables rénovations du sang obtenues sous

l'influence des Eaux de Salies, remettent en mémoire les curieuses expériences de Cohnheim sur les *grenouilles salées*. Sans prétendre conclure de ce batracien à l'homme, je trouve intéressant de jeter un coup d'œil sur ces expériences, dont on peut déduire, sinon directement, au moins par analogie.

Cohnheim injecte dans la veine abdominale d'une grenouille vivante une solution de *chlorure de sodium* à 0,75 pour 100, jusqu'à ce que tout le sang de l'animal ait été entraîné par l'injection, et qu'il ne reste plus dans les vaisseaux que la solution saline. Cette *grenouille salée* continue à vivre, pendant quelques jours, comme une grenouille normale.

Oertmann a montré en outre que, chez des grenouilles salées, les *phénomènes de nutrition*, et en particulier l'élimination de l'acide carbonique, se produisaient comme chez les grenouilles saines.

On peut donc conclure que pour réparer les sels du sang, ses albuminoïdes et ses hématies, après les hémorrhagies, aucun agent n'est plus puissant que les Eaux chlorurées sodiques fortes.

Lésions parasitaires du sang. — Je n'ai rien à redire de la *Filaire de Médine*, dont j'ai parlé à propos du cas d'éléphantiasis des Arabes guéri à Salies. Mais il importe de rappeler que le sang est un « milieu intérieur » dont les globules blancs, ainsi que les cellules endothéliales des vaisseaux qui les renferment, sont éminemment doués de la propriété de *phagocyter* les microbes. Le sang possède donc des défenseurs de l'organisme, garde vigilante préposée à détruire les micro-organismes pathogènes introduits dans sa substance et circulant accidentellement avec elle.

Dans l'état de santé, ce sang, riche d'hématies parfaites, coule dans des vaisseaux sains; il y circule avec une rapidité réglée, ayant son plus actif courant au centre du vaisseau. C'est là que roulent les globules rouges, tandis que les blancs, moins nombreux, se glissent plus lentement le long des parois auxquelles ils tendent à adhérer. Ce mouvement central et rapide des globules rouges empêche les microbes de se multiplier, car ces champignons inférieurs ne végètent qu'à l'état de repos. Les microbes se massent dès lors le long des parois des vaisseaux, parce que la vitesse de la circulation y est moindre. Mais ils y rencontrent les cellules endothéliales et surtout les leucocythes, dont la vitalité est assez stimulée par les globules rouges qui passent pour qu'ils *digèrent* et *phagocytent* victorieusement lesdits microbes, si ces derniers ne sont pas par trop nombreux.

Dans l'état d'anémie, au contraire, la circulation est irrégulière, ralentie en certains points; les globules rouges sont déformés, pauvres d'oxyhémoglobine, de fer, de sels minéraux; les globules blancs sont eux-mêmes affaiblis, mal nourris, insuffisamment activés par les hématies; le serum manque de chlorures alcalins nécessaires, et les microbes gagnent en puissance ce que le sang a perdu. Ils se développent donc, ruinent les leucocythes vaincus, sécrètent leurs poisons toxiques, et sont portés çà et là dans les organes, où la moindre stase sanguine leur permet de *diapédéser* à la suite des leucocythes. Ils sortent avec eux par les interstices des vaisseaux dilatés, et pénètrent au sein des tissus où, dans un repos suffisant, ils accomplissent leur œuvre destructive et infectieuse. C'est ce qu'on observe en particulier pour la *spirille* de la fièvre paludéenne, alors qu'on reconnaît dans le sang même des grains pigmentaires et autres débris provenant des globules rouges détruits par le microbe.

On devine, d'après ce qui précède, quelle importante action thérapeutique exercent contre ces infections microbiennes du sang, des eaux minérales qui sont spécifiques des anémies, » et restituent au liquide sanguin, avec sa richesse physiologique, ses puissances nutritives et phagocytiques.

2° *Troubles de la lymphe, de ses vaisseaux et de ses ganglions.* — Ces troubles peuvent-ils faire défaut dans les maladies chroniques? Leur existence n'est-elle pas au contraire l'une des causes importantes de leur évolution lente et de leur résistance à la guérison?

Le système lymphatique est la voie d'absorption des liquides qui ont traversé les parois des vaisseaux sanguins. Il représente un véritable appareil de drainage, et ramène au sang une partie de son propre plasma exsudé à travers les parois des capillaires, et non employé pour la nutrition des tissus et les sécrétions. Il est un intermédiaire réel entre le sang et les tissus, portant à ceux-ci les éléments de celui-là, et recevant des tissus qui s'en sont nourris des déchets qu'il rapporte au sang, chargé de les faire éliminer.

Scientifiquement et logiquement, en présence de cette solidarité intime qui lie le sang, la lymphe et les tissus, on peut donc appliquer au système lymphatique tout ce que nous avons dit à propos du sang.

La clinique justifie pleinement cette conclusion : nulle part autant qu'à Salies-de-Béarn, nulle part on ne voit guérir aussi vite et aussi bien les affections du système lymphatique. A propos de la scrofule et de la syphilis j'ai déjà signalé les guérisons des *adénites chroniques,* des *engorgements ganglionnaires,* des *suppurations, ulcérations, fongosités,* de la *tuberculose des glandes lymphatiques,* etc. : je n'ai plus à y revenir. C'est du reste la propriété curatrice la plus anciennement et la plus universellement connue des eaux chlorurées sodiques bromo-iodurées.

Je me contente de rappeler ici l'action énergiquement constrictive exercée sur la peau par les bains salés. On conçoit que le resserrement s'étende bien vite aux bouches innombrables des vaisseaux lymphatiques relâchées et béantes sous la peau. La circulation de la lymphe en est aussitôt activée, et ce retour physiologique est l'une des causes principales des améliorations si remarquables qu'on a obtenues de tout temps à Salies, chez les sujets lymphatiques.

Les *affections chroniques de la rate* trouvent ici leur place naturelle. Cette glande sert, comme tous les autres organes lymphoïdes, à former des globules blancs, — à en transformer un certain nombre en globules rouges, — peut-être à détruire, à décomposer les globules rouges usés, comme semblent le prouver les granulations d'oxyde et de phosphate de fer qu'on y rencontre au milieu de débris globulaires. — La rate sert peut-être encore à la formation du ferment pancréatique albuminoïde (Schiff), à la formation de l'urée, et à constituer la réserve organique des albuminoïdes; elle est en même temps un vaste diverticulum par rapport à la circulation abdominale, surtout pour le foie et l'estomac. L'importance de l'intégrité de cette glande est donc considérable au point de vue de la nutrition générale : si la rate est malade, la nutrition générale en souffre et l'organisme rencontre là une condition permanente nouvelle de l'évolution chronique des maladies qu'il fait.

Ces vues théoriques sont encore confirmées par la clinique : je n'ai qu'à rappeler, à ce propos, le malade déjà cité au sujet de l'Impaludisme ; ce fait prouve avec quelle rapidité, sous l'influence des eaux de Salies, une rate affectée chroniquement peut revenir à son état normal, et combien ce retour est utile à l'organisme pour réagir victorieusement contre les occasions morbifiques qui le provoquent.

D. Auto-intoxications, suite d'affections du foie et des reins.

De si nombreux alcaloïdes animaux sont formés, pendant notre vie, au-dedans de nous-mêmes (qu'il faille ou non attribuer leur production à des microbes), qu'on peut assimiler notre organisme à un laboratoire de poisons. On donne le nom de *Leucomaïnes* et de *Ptomaïnes* à ces alcaloïdes toxiques. Ces poisons peuvent être formés, soit directement, soit indirectement par des microbes qui détruisent par fermentation nos substances albuminoïdes.

Si l'homme ne s'empoisonne pas à tout moment, à l'*état normal,* c'est que, grâce à l'intégrité de ses organes et à l'harmonie de ses fonctions, il est prémuni contre cette auto-intoxication : par ses oxydations intra-organiques qui détruisent certains poisons, par son *foie* qui en arrête et en détruit d'autres, enfin par les émonctoires qui en excrètent la plus grande partie, la peau et le poumon, comme nous l'avons vu, les *reins,* comme nous allons le dire.

Que ces poisons soient formés en excès, dans l'*état de maladie,* ou que surtout ils s'accumulent dans le sang, dès que, pour des raisons pathologiques, le tube digestif, les poumons, les reins, la peau les éliminent mal, ou que le foie ne les détruit plus suffisamment,... il y a auto-intoxication. Ces poisons agissent alors sur les centres nerveux et donnent lieu à une série de phénomènes d'ordre pathologique qui se déroulent et se succèdent sous forme d'affections concomitantes liées à l'évolution des maladies dont elles deviennent des complications.

N'est-ce pas à de semblables auto-intoxications qu'il convient d'attribuer par exemple ces troubles divers plus ou moins éloignés, que l'on voit se développer au cours des *dyspepsies arthritiques*, dont nous avons esquissé le tableau? Ne jouent-elles pas un rôle analogue dans les troubles qui se produisent çà et là, au cours de la maladie hémorrhoïdaire? Chez ces malades, on le sait, la nutrition est ralentie, parfois *l'estomac dilaté;* d'autres sont atteints de *neurasthénie, d'anémie, d'atonies diverses*, etc... Ces affections suivent une marche chronique, les malades sont épuisés ou tout au moins fatigués,... en faut-il davantage pour que leurs organes, chargés de détruire ou d'éliminer ces poisons, deviennent impuissants à bien faire ce service? Comme ils ne défendent plus l'organisme, les leucomaïnes pénètrent dans le sang; elles circulent avec lui, s'arrêtent au sein de leurs appareils d'élection, et y déterminent, sinon des altérations évidentes des tissus, du moins des symptômes d'empoisonnement.

J'ai constaté plus d'une fois déjà les heureux effets des bains de Salies dans ces auto-intoxications. Arthritiques, scrofuleux, névropathes, anémiques, chlorotiques, surmenés, tous n'y sont-ils pas disposés ou exposés? Mais leur peau, leur foie, leurs reins retrouvant, sous l'influence des bains salés, une énergie nouvelle, reprennent à détruire et à éliminer plus activement des poisons que, la veille, ils laissaient s'accumuler. Leur nutrition générale est stimulée, les oxydations sont excitées, d'autres poisons sont encore détruits. Finalement les effets toxiques s'arrêtent, et, si la santé ne reparaît pas encore, du moins la tendance vers la guérison de la maladie principale s'accentue désormais sans entraves.

Ce qu'il importe d'enregistrer ici, c'est l'action très accusée des eaux de Salies-de-Béarn pour obliger le *foie* et les *reins*, ces deux grands défenseurs de l'organisme contre ses propres poisons, à l'accomplissement physiologique de fonctions sans lesquelles les maladies demeurent à l'état chronique, et les portes restent ouvertes à l'introduction des microbes pathogènes.

A. *Action des eaux de Salies sur le foie.* — Le foie ne fait pas que sécréter la bile et transformer la substance glycogène du sang en sucre; il semble de plus en plus prouvé qu'il produit une certaine quantité de graisses, qu'il contribue, comme la rate, à former des globules rouges du sang et à détruire ceux qui sont usés, enfin qu'il prend une part importante dans la formation de l'urée. Voilà bien assez de fonctions pour que l'on comprenne l'importance de l'intégrité du foie, sous le rapport de la guérison des maladies chroniques, comme on conçoit celle de ses désordres au point de vue de leur pathogénie.

Mais le foie possède une *action antitoxique* qui nous intéresse ici tout particulièrement. Il semble détruire, en partie du moins, les poisons qui le traversent, charriés par le sang, et, en détruisant ou en atténuant ces poisons, il agit comme un puissant défenseur de l'organisme (Schiff, H. Roger, Bouchard). C'est ainsi qu'une partie des *leucomaïnes* fabriquées dans l'intestin et l'estomac sont arrêtées et détruites par le foie qu'elles traversent; le sang s'en trouve donc heureusement spolié.

La fonction du foie ralentie dans les maladies chroniques, c'est la nutrition générale profondément troublée, et c'est l'organisme menacé d'empoisonnements graves. Les matières protéiques n'arrivent plus à l'état d'urée, et l'urée diminue : or, si l'urée est un déchet, « c'est avant tout le *diurétique physiologique* qui force l'eau à s'en aller par le rein, et à emporter en même temps qu'elle les autres matières excrémentitielles (Ch. Bouchard). » Il y a donc une intime solidarité entre le foie et les reins, et la clinique vient confirmer ce que la physiologie avance.

Faut-il chercher ailleurs l'explication de certains *embarras gastriques*, qui durent quelques jours, s'annoncent par de l'inappétence, un état nauséeux, une bouche amère, un état saburral de la langue, de l'abattement, parfois même avec une petite élévation thermique? Combien sont fréquents ces accidents chez les malades chroniques ! Et comme il serait important de restituer à leur foie toute la vigueur dont il a besoin ! Cet organe est paresseux, atone chez les uns, engorgé, congestionné chez les autres ; chez tous, sa fonction est ralentie, et quand les poisons gastro-intestinaux s'accumulent dans le tube digestif, si le foie ne les détruit plus, ou les détruit mal, ces poisons passent avec le sang dans l'organisme entier et produisent une auto-intoxication.

L'excès en tout est un défaut. C'est, à mon avis, à l'excès de stimulation du foie produite par les bains de Salies que sont dus les embarras gastriques qu'on voit survenir, chez un certain nombre de malades, vers le 9me ou 10me bain salé. En même temps, ces malades présentent de l'insomnie, un certain degré d'agitation nerveuse, un malaise général. Cet état se reproduit parfois vers le 18me ou le 19me bain salé.

Ne faut-il pas attribuer cette variété d'embarras gastrique, véritable *poussée hydro-minérale*, au trouble des fonctions d'un foie trop énergiquement excité par les eaux salées ? Je le crois, pour ma part, et j'attribue les phénomènes gastriques et nerveux, en partie à l'excitation directe du système nerveux, en partie à l'auto-intoxication par des leucomaïnes que le foie, *trop excité,* ne détruit plus régulièrement.

Il est certain que la cessation des bains pendant quelques jours, un léger purgatif salin, l'usage de quelques amers suffisent à faire disparaître cette petite maladie. Mais je suis parvenu à éviter plus d'une fois ces regrettables arrêts des bains, cette désagréable absorption d'eau purgative et d'amers, en diminuant la quantité de sels des bains vers les 8me et 9me jours du traitement, en ajoutant de l'eau-mère (bromurée), et en faisant l'antisepsie gastro-intestinale, selon la méthode de Bouchard.

Je prescris en général des cachets contenant :

Naphtol β pulvérisé fin.	5 grammes
Salicylate de bismuth	3 —
Soufre sublimé et lavé	3 —

en 10 cachets, dont le malade prend un seul, au milieu du repas principal, pendant les 4 ou 5 jours de la poussée hydro-minérale. J'y joins parfois, surtout chez les arthritiques, l'usage, pendant ces jours, d'une eau de table alcaline (Vichy ou Vals).

Il m'a semblé, jusqu'à ce jour, trouver un avantage réel à prévenir ces accidents gastriques par cette antisepsie gastro-intestinale, qui vient ainsi au secours du foie fatigué. D'abord, je n'ai pas besoin d'interrompre les bains, et c'est quelque chose pour des malades dont le séjour à Salies est limité, surtout quand il faut, pour les femmes par exemple, de toute nécessité interrompre la cure balnéaire une ou deux fois dans un traitement complet. En second lieu, je trouve plus avantageux de prévenir les accidents que de les laisser apparaître pour les combattre ensuite.

Les Eaux de Salies activent donc les fonctions du foie, et elles le font par l'intermédiaire du système nerveux qui préside à ses multiples fonctions et par le sang qui le nourrit. C'est pourquoi j'ai noté la disparition rapide de l'engorgement du foie chez le paludéen déjà cité ; c'est aussi l'un des motifs pour lequel les fonctions digestives s'accomplissent mieux, les dyspepsies et les auto-intoxications disparaissent. Cette action stimulante est d'ailleurs surabondamment prouvée par le petit orage gastrique dont il vient d'être question.

Ces considérations me remettent en mémoire une très heureuse et complète guérison d'un cas grave de *Typhlite*, chez un surmené, par les Eaux chlorurées bromo-iodurées. Le malade était depuis longtemps fatigué par une vie trop largement dépensée : cette fatigue avait été augmentée depuis bien des mois par des veilles continues, employées à des études et des travaux intellectuels incessants, par des repas rares et irréguliers et dès lors trop copieux et trop précipités, mais commandés par un appétit excessif entretenu par cette existence. En un mot, c'était un surmené.

Depuis longtemps il souffrait de phénomènes dyspeptiques, avec prédominance de douleurs pendant la digestion intestinale ; il présentait un certain degré de dilatation gastrique ; trois fois, à plusieurs mois de distance, il avait éprouvé des crises gastralgiques d'une grande violence. Il était sujet à des migraines, à des névralgies. Anémique au premier degré, il compensait ses 10 p. 100 d'oxyhémoglobine par une activité très exagérée de la réduction de cette substance. Ce malade a pu de la sorte mener cette existence de surmenage pendant assez longtemps ; mais cela ne pouvait durer.

Un jour, de fortes douleurs abdominales éclatent, d'abord généralisées, puis limitées au trajet du côlon, et enfin circonscrites au cœcum ou à l'angle typhlo-colique. Il demeure plusieurs mois dans cet état, pâle, amaigri, défait, ne pouvant s'alimenter à cause d'une diarrhée fétide et persistante. Il était cependant *sans fièvre,* mais présentait un empâtement douloureux et très marqué de la région de la fosse iliaque droite. Le traitement consista dans le repos, mais surtout en *des bains fortement salés, additionnés d'Eaux-mères ;* le malade y séjournait une heure environ, chaque jour. Cette guérison s'est opérée si radicalement, sous l'influence unique des eaux chlorurées sodiques brómo-iodurées, qu'aujourd'hui, non seulement la fosse iliaque et les fonctions intestinales sont absolument libres, mais les dyspepsies et les accès gastralgiques d'autrefois n'ont jamais reparu, et la nutrition générale est redevenue absolument normale.

Ce malade me disait dans un langage pittoresque qui ne manquait pas de quelque sens clinique : « J'ai eu un panaris dans le ventre ; mais le sel m'a guéri. »

Il avait raison : le surmenage, l'anémie, la fatigue, tout avait contribué à déterminer chez lui cette tempête abdominale, et cette dénutrition générale ; les auto-intoxications par trouble des fonctions gastro-hépatiques y avaient pris bonne part. Les Eaux de Salies l'ont complètement guéri.

B. *Action des Eaux de Salies sur les reins.* — Cette action des Eaux chlorurées fortes n'est pas moins importante au point de vue de la guérison des maladies chroniques que nous traitons à Salies. Nous possédons même ici un élément extrêmement précieux d'indications et de contre-indications que nous ne pouvons recueillir pour le foie : il est fourni par l'examen quantitatif et qualitatif des produits sécrétés et excrétés par les urines.

Le rein, à titre du premier agent éliminateur de l'organisme, est l'un de ses protecteurs et de ses défenseurs les plus importants. D'abord, il *élimine tout*, sauf les graisses ; il rejette l'eau, les matières minérales, beaucoup de matières azotées (urée, matières colorantes et odorantes, etc.) La plupart de ces matières sont des poisons pour l'homme, comme le prouvent les expériences sur la toxicité des urines ; par conséquent, si le rein fonctionne mal ou incomplètement, l'organisme est menacé d'empoisonnement. La nutrition générale a donc un besoin absolu de l'intégrité de cet émonctoire pour s'accomplir elle-même comme cela est nécessaire.

Il importe que le rein fonctionne très bien, quand on

veut guérir les maladies chroniques. Ces maladies occasionnent en effet, la production ou plutôt la non-destruction d'une sérieuse proportion de poisons organiques; d'un autre côté les organes d'élimination, souffrant eux-mêmes du ralentissement de la désassimilation générale, ne rejettent plus tous les poisons qu'ils devraient expulser. Quand les reins, dans ces conditions, fonctionnent mal, il y a, dit-on, urémie. D'après Ch. Bouchard, il y a auto-intoxication non par l'urée seule, mais par *tous* les poisons que les reins devraient éliminer et qu'ils ne rejettent pas, et ces poisons sont nombreux.

Dans l'état de santé, les urines contiennent pour 1,000 à 1,400 centimètres cubes excrétés en moyenne par 24 heures, 40 grammes de matières organiques, et 20 grammes de matières inorganiques. Elles portent ces substances en dissolution, parfois en simple suspension : c'est l'urée, l'acide urique, sur lesquels nous allons revenir, la créatinine et six ou sept autres principes azotés provenant de la désassimilation des matières albuminoïdes ou de leurs dérivés ; quelques principes non azotés (acides gras volatils, oxalique, lactique); des acides sulfo-conjugués; des matières colorantes ; des gaz (oxygène, azote et surtout acide carbonique).

Elles contiennent enfin 20 grammes de substances salines, parmi lesquelles *les chlorures de sodium et de potassium* entrent pour les deux tiers environ (de 10 à 16 grammes par 24 heures). Le *chlorure de sodium* est le sel le plus abondant de l'urine : l'homme en excrète plus que la femme et surtout que l'enfant. Il y a du reste de grandes variations individuelles, journalières, et suivant la nature des aliments. J'ai inscrit plus loin, dans un court tableau, quelques renseignements sur ce point.

L'urine contient sa plus grande quantité de chlorure de sodium dans la matinée et dans l'après-midi; sa quantité minima s'observe avant les repas. Par l'inanition, ce sel tombe à 2 ou 3 grammes en 24 heures ; mais il ne disparaît jamais complètement, ce qui prouve *sa constante circulation* dans l'organisme et son absolue nécessité. Il augmente par l'alimentation, surtout par la viande, les boissons, *l'ingestion du sel marin ou gemme,* des sels de potasse, par l'exercice musculaire, par le travail cérébral; il diminue pendant le sommeil. Ces constatations prouvent en particulier qu'*une plus grande activité vitale correspond exactement à une plus abondante élimination de chlorure de sodium.* Cela indique la nécessité de faire traverser l'organisme par une plus grande quantité de ce sel dans un temps donné, quand on veut activer une nutrition et des fonctions ralenties.

On trouve dans l'urine normale des *phosphates de sodium, de chaux et de magnésie.* L'homme élimine de 2 à 3 grammes d'acide phosphorique par 24 heures : cet acide s'unit en proportions à peu près égales aux trois bases précitées. Les phosphates augmentent par l'alimentation, et surtout par une nourriture animale, par les boissons (vin, bière), par le travail musculaire, par l'ingestion des phosphates et carbonates alcalins, et de substances excitantes ; on note encore leur augmentation dans les affections psychiques caractérisées par l'excitabilité.

Ils diminuent, au contraire, dans les affections psychiques qui présentent de la dépression, de l'abattement, de la stupeur ; par l'alimentation grasse et par l'alcool ; leur proportion est plus faible pendant la croissance des enfants.

Les *sulfates alcalins* de l'urine sont plus abondants dans l'après-midi, après le repas, et sous l'influence de l'alimentation animale, de l'exercice musculaire, de l'ingestion du soufre sous une forme quelconque. L'*ammoniaque* de l'urine est moins abondante ainsi que les *sels de fer.*

Les *variations de quantité et de qualité* de l'urine excrétée en 24 heures sont soumises, comme on le voit, à une foule de circonstances dont les praticiens de Salies doivent tenir le plus grand compte. On peut les résumer, en les divisant en variations fonctionnelles et par causes extérieures.

Les *variations fonctionnelles* suivent l'*alimentation.* Les boissons augmentent la quantité d'eau et la quantité des sels de l'urine, sans augmenter en proportion l'urée et l'acide urique. L'alimentation animale rend l'urine acide et augmente l'urée, l'acide urique, etc. ; les végétaux amènent la réaction alcaline.

Il y a une sorte de balancement entre la quantité de *sueurs* et la quantité d'*urine ;* mais ce balancement est assez restreint et porte plus sur la quantité d'eau que sur celle des sels. Les bains de Salies, en resserrant fortement la peau, diminuent les sueurs, et favorisent ainsi une diurèse plus abondante.

L'*exercice musculaire* diminue l'acide urique, augmente l'acide lactique, l'urée, les chlorures et les autres sels. Le *travail intellectuel* augmente l'urée et les sels, et diminuerait l'acide urique. Le *sommeil* diminue la quantité d'urine, l'urée et les sels.

Si j'indique ces variations, c'est qu'elles importent au médecin pour bien diriger, d'après l'examen des urines, la cure des malades qui viennent à Salies, et qu'elles portent avec elles plus d'une indication thérapeutique pour les malades que nous y avons à traiter.

Les *variations dues aux causes extérieures sont journalières* et dépendent surtout des repas. Elles suivent la *température;* quand celle-ci s'élève, toutes les éliminations urinaires diminuent. Elles sont encore modifiées par *le passage de certaines substances* dans l'urine, en particulier des chlorures, bromures et iodures alcalins qui, ingérés dans l'organisme, se retrouvent en partie inaltérés dans l'urine à l'abondance de laquelle ils ne sont pas étrangers.

J'emprunte à Lohnstein les tableaux suivants : dans le premier, le dosage n'a porté que sur 600 grammes d'urine.

HEURES		QUANTITÉ D'URINE	URÉE	CHLORURE de SODIUM	PHOSPHATES ALCAL. ET TERREUX	SULFATES ALCALINS
Jour	7 h. lever déjeuner	94 c. c.	2.98 gr	0.37 gr	Minimum.	. . . . . .
	midi, dîner . . .	298 max.	4.34 max.	0.77 max.	Maximum jusqu'à 5 h.	. . . . . . Maximum.
	8 h. souper . . .	110	3.56	0.35	. . . . . .	. . . . . .
Nuit	10 h. coucher. . .	72	2.79	0.24	Décroissance.	. . . . . .
	2 h. matin . . .	57 min.	2.53 min.	0.16 min.	. . . . . .	Minimum.

ALIMENTATION	QUANTITÉ p. 24 h.	AZOTE TOTAL	CHLORE	SODIUM	POTASSIUM	ACIDE PHOSPH.	ACIDE SULFUR.
Animale	1530 c. c.	24.38 gr	3.70	2.56	4.85	2.64	7.60
Végétale	1505	8.97	4.10	2.68	4.10	1.36	3.01
Mixte.	1425	9.74	4.38	2.52	3.52	1.58	2.88

J'ajoute quelques renseignements relatifs à l'action comparée des bains d'eau douce et d'eau salée sur les urines, l'hygiène restant la même durant toute l'expérience. Ces renseignements, encore fort incomplets, en appellent beaucoup d'autres que l'avenir ne tardera pas à donner.

BAINS à 35° centigr.	QUANTITÉ D'URINE	CHLORURES ALCALINS	ACIDE PHOSPHORIQUE	ACIDE SULFURIQUE	CHAUX	POIDS DU CORPS
Salé à 3 °/o.	Augmentée	Augmentés (30 °/o)	Diminué (8 °/o)	Diminué.	Diminuée.	Diminué (0.7 °/o)
Bain d'eau douce. . .	Diminuée.	Diminués (10 °/o)	Diminué (0.33 °/o)	Augmenté.	Augmentée	Augmenté. (0.2 °/o)

L'urine augmente donc, sous l'influence des bains salés, et dans sa quantité et dans les chlorures qu'elle élimine.

L'augmentation des chlorures éliminés doit être attribuée à deux causes : d'abord une plus grande quantité de ces sels sont absorbés à Salies ; puis l'action de l'eau salée sur la peau entraîne une plus active circulation des chlorures dans les liquides qui traversent l'organisme et par suite leur plus abondante élimination.

Or, si, dans les maladies chroniques, la quantité des chlorures alcalins contenus dans l'urine est *toujours plus ou moins diminuée, les Bains de Salies bien dosés augmentent invariablement cette quantité.*

Les *phosphates* sont pathologiquement en excès dans les urines des rachitiques. *Les eaux de Salies les diminuent toujours.*

Chez les malades chroniques que nous voyons à Salies, les urines sont presque toujours altérées. Il n'est pas sans intérêt de jeter un coup d'œil sur les plus importantes de ces altérations ; il en ressortira des indications thérapeutiques et en particulier celles des Eaux de Salies.

Je ne parlerai des *urines albumineuses,* du moins de celles qui contiennent des débris épithéliaux et tubulaires, que pour dire que cette constatation, devant faire présumer une affection sérieuse du rein, contre-indique l'emploi des bains salés.

On n'en doit pas dire autant de la simple présence de l'albumine dans une urine normale d'ailleurs, ou même dans certaines urines sucrées. Dans ces cas, en effet, la présence de l'albumine n'est souvent que transitoire; cette substance y est peu abondante, et n'est liée à aucune lésion du rein. Un simple trouble fonctionnel de la glande, un changement dans la pression sanguine, un excès d'albumine circulante du sang, etc., suffisent souvent à déterminer cette albuminurie passagère qui n'empêche nullement de baigner les malades.

Le *sucre* dans les urines est-il une contre-indication des Eaux de Salies? — Oui et non. *Oui,* dans les diabètes graves, surtout ceux dont la marche est aiguë et rapidement funeste dans les diabètes liés à de l'azoturie et caractérisés par une grande quantité de sucre éliminé en nature par des malades cachectiques. *Non,* dans les diabètes légers, alors que l'analyse ne décèle pas plus de 40 à 50 grammes de sucre par jour dans les urines, quand il n'y a pas d'azoturie concomitante, et lorsque l'état général reste satisfaisant. N'est-ce pas cette forme bénigne du diabète qu'on observe souvent chez les arthritiques obèses, atteints, non de dénutrition, mais simplement de ralentissement nutritif? C'est alors, et environ 60 fois sur 100, d'après le professeur Bouchard, que l'albumine s'ajoute au sucre dans l'urine. Ces diabètes guérissent bien, et l'albuminurie en même temps : j'ai pu me convaincre moi-même que les Eaux de Salies les amendaient réellement.

J'ai suivi de très près une malade qui m'avait été adressée pour achever de guérir un phlegmon suppuré de la fosse iliaque : elle était diabétique, arthritique, un peu anémique, mais d'un embonpoint convenable. L'urine contenait, au début de la cure, 50 grammes de sucre : les bains, dosés progressivement, furent additionnés d'Eaux-mères, et l'état général ainsi que l'état local s'améliorèrent rapidement, tandis que la quantité de sucre s'était abaissée peu à peu, en moins d'un mois, et après vingt-cinq bains salés, de 50 à 25 grammes par jour. Dans tous les cas, il y a donc lieu de tenir grand compte de l'état général, de la forme du diabète, de la proportion du sucre ; c'est le moyen de ne pas conseiller à certains diabétiques une cure de Salies qui leur nuirait sans doute, et de ne pas priver certains autres d'une médication balnéaire qui peut les améliorer et les guérir.

Les *sédiments urinaires* sont très importants à consulter chez les malades chroniques qui viennent réclamer les bienfaits des Eaux de Salies.

Rappelons tout d'abord que, chez eux, l'*urée* est presque toujours diminuée. Dernier terme de la décomposition au sein de l'organisme des substances albuminoïdes, son origine est encore enveloppée d'obscurité : cependant on sait que la plus grande partie de l'azote, introduit par les aliments, quitte l'organisme à l'état d'urée. On sait encore que ces albuminoïdes ne deviennent pas de l'urée directement et d'emblée : ils passent par certains états intermédiaires dont l'acide urique est le plus important. Toutes les fois que la nutrition est ralentie, il y a diminution d'activité des échanges, et par conséquent de l'urée.

L'*acide urique*, produit de l'oxydation incomplète de la matière protéique, doit être éliminé en partie sous cette forme, en partie, par suite d'oxydations plus complètes, sous forme d'urée. Si l'acide urique augmente dans l'urine, l'urée diminue, et cela prouve un ralentissement nutritif chez le malade. Il en résulte une diminution d'alcalinité, une prédominance d'acidité des humeurs, et dès lors une foule de troubles de nutrition des tissus, en particulier la fixation pathologique du phosphate de chaux dans certains éléments anatomiques ou la perte de ce sel par certains autres.

Souvent alors apparaîtront dans les urines des sédiments d'oxalate de chaux, des phosphates terreux en excès, et des précipités uratiques. Ces *dépôts d'urates acides* sont fréquents, on le sait, chez les goutteux, de même que l'acide urique se précipite dans l'urine des malades atteints de gravelle. On les voit toujours diminuer sous l'influence des Eaux de Salies bien administrées.

Je ne saurais, sans dépasser les limites de cette étude, étendre davantage ces considérations. Ce qu'il suffit de retenir, c'est que, dans les maladies chroniques, les oxydations, les combustions organiques sont diminuées, les albuminoïdes mal décomposés, les produits intermédiaires entre eux et l'urée augmentés, l'urée diminuée. Cette élaboration incomplète de la substance azotée est influencée par la chaleur, la lumière, le milieu atmosphérique, l'air avec toutes ses variations de composition, de pression, d'humidité, de température, de repos ou d'agitation. Elle l'est également par tout ce qui impressionne le système nerveux, par l'état moral, etc. Or, ces causes diverses ne se retrouvent que trop souvent réunies chez les malades chroniques.

Le clinicien sait d'ailleurs que toutes les fois que la peau ne fonctionne pas ou fonctionne mal, les sédiments d'acide urique augmentent dans les urines. La peau étant presque toujours altérée chez nos malades, cela explique les sédiments urinaires, de même que cela nous permet d'affirmer que si les bains de Salies font disparaître ces dépôts et rendent les urines claires et abondantes, c'est qu'ils réveillent les fonctions cutanées et activent les transformations complètes des matières azotées.

Nous savons encore que l'acide urique augmente et que l'urée diminue sous l'influence de certaines perturbations nerveuses : ainsi une débilité congénitale ou acquise du système nerveux, la dépression morale, la fatigue corporelle, l'impression du froid sur la peau. — Toutes ces causes produisent des sédiments d'urates et d'oxalates de chaux. On peut y ajouter la vie sédentaire, le séjour habituel dans l'air confiné, l'atonie nerveuse, la tristesse, l'hypochondrie. Voilà pourquoi nous constatons si souvent les dépôts uratiques chez les malades chroniques qui arrivent à Salies. Il ne faut pas croire d'ailleurs que ces précipités uratiques soient le propre des arthritiques ; rien en effet n'est plus fréquent que ces dépôts dans l'urine des enfants scrofuleux.

L'observation clinique est des plus formelles dans ses conclusions relativement à l'action des eaux de Salies sur ces oxydations intraorganiques incomplètes et sur leurs produits d'élimination.

Les heureux effets des eaux n'apparaissent habituellement pas du côté des urines dès les premiers jours du traitement. Les dépôts sont souvent persistants, parfois même quelque peu augmentés : cela indique en général un ralentissement considérable de la nutrition, une constitution molle et une peau malade, bien que l'œil n'y aperçoive aucune altération appréciable. Mais au bout d'un temps qui varie avec les malades, la peau reprend ses fonctions, les organes de la nutrition se réveillent, les oxydations s'accomplissent plus complètement. Leurs déchets plus parfaits sont alors éliminés par des urines qui cessent bientôt d'être chargées de dépôts uratiques, d'acide urique, etc., et deviennent claires, abondantes et normales. Cet effet est tellement net et si important qu'il nous sert de guide très sûr dans la direction médicale de nos malades. Nous nous gardons bien de pousser aux bains fortement minéralisés tant que les urines déposent et sont rares; mais, dès qu'elles deviennent limpides et copieuses, c'est la preuve d'un premier et excellent effet des eaux, et, s'il n'y a pas d'autre contre-indication, nous augmentons hardiment les doses de sels, et dès lors l'activité de la médication.

E. **Affections du système nerveux.**

Dans les maladies chroniques, le système nerveux central et périphérique est en souffrance, la clinique le démontre. La physiologie affirme, de son côté, que, dans un organisme malade, dont le système nerveux est chroniquement altéré, ces désordres produisent nécessairement un trouble profond et permanent de la nutrition générale.

Ce n'est pas que le système nerveux tienne sous son unique dépendance les fonctions nutritives ; nous savons, en effet, qu'en plus de cette action du système nerveux la force vitale produit des effets directs au sein même de chaque élément anatomique, en particulier les actes d'assimilation et de désassimilation, et par eux l'entretien des cellules vivantes. Néanmoins, le système nerveux joue un rôle important dans la nutrition des tissus : c'est pourquoi nous croyons utile de fixer ici l'attention sur ses désordres au cours des maladies chroniques, en même temps que sur les effets salutaires produits dans ses organes par les eaux chlorurées sodiques bromo-iodurées.

Les organes *nerveux périphériques* sont ceux qui nous intéressent de prime abord : c'est, en effet, par leur intermédiaire que les Eaux de Salies commencent leur action thérapeutique. Disséminés en plexus très fins, intimement mêlés aux plexus des plus petits capillaires, dans les cent cinquante millions de papilles qui hérissent une surface cutanée de 16,000 centimètres carrés, ce sont ces organes nerveux périphériques qui reçoivent les premières excitations par le contact des eaux chlorurées sodiques. Ces organes, soit à l'extrémité des nerfs moteurs, soit à l'origine des nerfs sensitifs, sont comme autant d'innombrables commutateurs de mouvement. Mais les terminaisons nerveuses sensitives ont ceci de particulier qu'elles se laissent influencer par les plus faibles excitants, alors que les filets nerveux, les nerfs proprement dits, restent insensibles au peu d'intensité de ces excitations. Il y a donc lieu de penser que ces organes nerveux périphériques sensitifs contiennent une substance nerveuse spéciale, plus impressionnable, plus facilement excitable, sans doute aussi plus instable, mais nécessaire pour que toute une catégorie d'agents extérieurs puisse entrer ainsi en connexion avec l'organisme. Il en résulte des effets déjà profonds par suite du seul contact des eaux salées avec la peau, alors que ce contact serait impossible et insuffisant pour les nerfs plus profonds.

L'action excitante des eaux de Salies, sur tous les organes internes qui concourent à la nutrition, se produit sous l'influence de l'excitation première reçue par les organes nerveux périphériques, à la peau : voilà le fait. Or, dans les maladies chroniques, ces organes nerveux périphériques sont altérés dans leur nutrition, comme dans leurs fonctions; nous l'avons vu.

On sait que la nutrition des nerfs se fait sous l'influence de cellules nerveuses, auxquelles ils font suite, et qui constituent pour eux de véritables centres *trophiques*. Les eaux salées, en baignant la peau, déterminent donc tout d'abord un réveil des organes nerveux périphériques sensitifs. Cette excitation se transmet ensuite aux centres nerveux trophiques. Il en résulte une stimulation nutritive générale des papilles nerveuses de la peau, qui recouvrent bientôt leurs fonctions.

A partir de ce moment, les diverses sensibilités cutanées reviennent à l'état normal, et les nombreux agents extérieurs peuvent, par leur intermédiaire, reprendre à stimuler les nerfs, les cellules et les centres nerveux, et par eux les vaisseaux, les glandes, les muscles et les autres organes aux fonctions desquels ils prêtent le concours de leur influence.

Le mouvement d'assimilation, de désassimilation et des échanges nutritifs s'accomplit dès lors plus physiologiquement, et, en particulier, l'absorption d'oxygène et l'élimination d'acide carbonique par la substance nerveuse même, sorte de respiration des tissus nerveux nettement constatée par Ranke.

La nutrition parfaite des éléments nerveux, voilà donc encore la fonction primordiale sans laquelle aucune des autres fonctions nerveuses ne peut s'accomplir régulièrement. C'est pourquoi nous ne pouvons compter sur la guérison de nos malades, qu'à partir du jour où l'eau salée, excitant la peau, en a réveillé les organes nerveux périphériques, puis leurs centres trophiques, et finalement l'ensemble de l'appareil nerveux.

Nous souvenant alors des phénomènes généraux de l'innervation, si nous constatons leurs désordres dans les maladies chroniques, il les faut également attribuer avant tout aux troubles trophiques de ces épanouissements nerveux périphériques.

Les *impressions et les sensations* ne sont-elles pas troublées bien souvent chez nos malades? Les impressions inconscientes, par exemple? Est-ce que si les malades ne s'en aperçoivent point, le médecin ne les constate pas en recueillant la preuve des désordres pathologiques survenus en particulier dans la sphère organique et végétative?

Quant aux impressions conscientes, aux sensations proprement dites, elles sont bien souvent plus ou moins altérées. Peut-on en être surpris, quand on sait que même l'énergie spécifique de chaque nerf est intimement liée à l'intégrité de sa nutrition?

Pour les mêmes motifs, les *actions réflexes* sont troublées: les réactions nerveuses organique, motrice, sécrétoire, etc., succédant à une excitation sensitive, en un mot les impressions, transformées en action dans un centre réflexe, sont plus ou moins ralenties, supprimées ou perverties.

Les *actes psychiques* se ressentent également de ces troubles de la nutrition générale; eux aussi ne s'accomplissent bien qu'à la condition que le *moi conscient*, l'âme humaine, forme dans le cerveau son *substratum* sain et bien vivant. Je ne puis entrer ici dans le détail que comporterait, à ce sujet, l'étude de chaque affection en particulier.

Les actions *nerveuses d'arrêt* ou d'*inhibition* sont aussi plus ou moins troublées; les fonctions des nerfs qui servent de freins sont en effet au même titre que ceux qui servent aux excitations sous la dépendance de l'intégrité de leurs éléments constitutifs.

C'est donc un fait acquis, indéniable : sans l'intégrité nutritive des éléments nerveux, ni centres, ni cellules, ni filets nerveux ne peuvent accomplir normalement leurs fonctions. Or, cette intégrité anatomique et fonctionnelle est toujours plus ou moins troublée dans les maladies chroniques, et c'est là l'explication de tout ce cortège de désordres nerveux qui ne manquent guère chez la plupart des malades que nous voyons à Salies.

Quelle influence pathogénique ce système nerveux troublé, dans les maladies chroniques, n'exerce-t-il pas dans les phénomènes de la circulation? Les *nerfs vasculaires ou vaso-moteurs* innervent les muscles lisses des vaisseaux; les variations de calibre de ces vaisseaux, de même que les variations de température et de pression sanguine qui s'y trouvent liées, tous ces phénomènes sont donc sous la dépendance des nerfs vasculaires. Or, ces nerfs ont leur origine dans le grand sympathique et dans les centres nerveux. Si cela explique bien des phénomènes pathologiques de l'état chronique (hypérémies, congestions, engorgements, processus inflammatoires, etc.), on comprend aussi comment les eaux de Salies peuvent agir contre ces actes morbides. Elles le font d'abord par l'intermédiaire des organes nerveux périphériques qu'elles touchent pour ainsi dire directement, et indirectement par les centres nerveux et le grand sympathique, origines réelles des nerfs vasculaires.

Si, dans l'état de santé, les centres vaso-moteurs paraissent être en état continuel d'activité, de sorte que les vaisseaux sont toujours en état de demi-contraction, de tonus-vasculaire (Vulpian), — dans l'état de maladie chronique, cette activité nerveuse est le plus souvent diminuée, ralentie, parfois même partiellement abolie. On conçoit alors que les tissus, les organes auxquels correspondent ces nerfs, subissent le contre-coup de cette diminution fonctionnelle, et que leurs vaisseaux demeurent dilatés, relâchés. C'est l'une des conditions permanentes les plus importantes de l'évolution chronique des maladies dans lesquelles on rencontre des affections inflammatoires ou congestives de longue durée.

Ce qui a lieu pour les vaisseaux se passe également pour les *nerfs glandulaires*. Indépendamment de l'action indirecte des nerfs vaso-moteurs sur les glandes, ces organes, comme nous l'avons vu pour les glandes sudorales, reçoivent des nerfs une action directe, sécrétoire. Les troubles nerveux sont donc encore l'une des causes des troubles des sécrétions, et cela fait comprendre comment, par le système nerveux, les eaux de Salies peuvent modifier les sécrétions troublées par la maladie.

La question des *nerfs purement trophiques* n'est malheureusement pas encore suffisamment sortie des obscurités et des controverses. Il serait cependant bien intéressant pour nous de savoir si, en dehors des nerfs vaso-moteurs, il en est de spéciaux qui agissent directement sur la nutrition des tissus. Quoi qu'il en soit, la clinique sait bien qu'elle doit relier certaines arthropathies par exemple et certaines atrophies musculaires à une action morbide des nerfs, action différant du simple fait de la cessation de l'influx nerveux. C'est pourquoi les eaux de Salies, agissant sur ces nerfs trophiques, quels qu'ils soient, déterminent en partie par leur intermédiaire la guérison de ces arthropathies et de ces atrophies musculaires. Disons toutefois qu'il faut attribuer une non moins large part, dans ces guérisons, à l'action directement opérée sur les éléments anatomiques des parties affectées par l'eau salée qui les baigne, les frappe ou les traverse, et par le sang régénéré qui les arrose.

Après ce coup d'œil jeté en passant sur le rôle pathogénique que peuvent jouer les réactions nerveuses dans l'évolution chronique des maladies, il me reste à indiquer les affections du système nerveux qui guérissent à Salies-de-Béarn.

A. — Certaines *affections des centres nerveux* sont très avantageusement modifiées à Salies.

La *Migraine* est à peu près invariablement atténuée et disparaît souvent sous l'influence du traitement balnéaire et des douches salées administrées d'une certaine façon. Symptomatique tantôt de la goutte, tantôt de la maladie hémorrhoïdaire, d'autre fois de la chlorose, de l'hystérie ou de l'hypochondrie, cette affection névrosique subit tout naturellement l'action favorable imprimée à la nutrition générale, viciée dans ces maladies constitutionnelles. Sa disparition et sa guérison sont encore aidées par la vie sédative et calme qu'il faut bon gré mal gré mener à Salies : les malades y vivent en effet naturellement loin des irrégularités, des insommies et des contrariétés d'une vie agitée, toutes causes sérieuses occasionnant les accès de migraine.

Cette action sédative, doublée de celle encore plus remarquable des *Eaux-Mères de Salies,* de ces eaux si riches en *bromures*, permet d'y modifier avantageusement bien d'autres névroses.

Certaines *hystéries* sont parfaitement guérissables à Salies. Les hystériques qui sont le plus justiciables de ces eaux minérales sont les malades lymphatiques, nerveuses, anémiques, surtout celles qui présentent, derrière leur névrose, une maladie constitutionnelle, arthritis ou scrofule, ou le tempérament lymphatique avec constitution faible. La forme vaporeuse y est particulièrement bien modifiée. Il y a du reste longtemps que le docteur Nogaret en avait relaté les preuves irrécusables : les vertus de Salies ne se sont pas démenties depuis.

Quant à l'*épilepsie héréditaire,* celle qui débute dans l'enfance, à la puberté, je ne vois pas pourquoi elle ne serait pas heureusement modifiée à Salies. Le plus souvent, cette névrose terrible évolue sous l'influence d'une diathèse : 12 fois sur 95, la scrofule (Voisin). Le rachitisme et la syphilis, l'anémie et toutes les causes de débilitation, la misère, les excès, les flux abondants (sueurs profuses, leucorrhées, hémorrhagies, suppurations) et toutes les maladies qui altèrent profondément les fonctions nutritives prédisposent à l'épilepsie (professeur J. Grasset). — Les eaux chlorurées sodiques avec leurs eaux-mères bromo-iodurées ne répondent-elles pas absolument à toutes ces indications? Un enfant prédisposé héréditairement, un adolescent déjà atteint trouveront, en effet, à Salies l'action sédative et stimulante à la fois, c'est-à-dire ce qui tonifie sans exciter, ce qui calme sans affaiblir. Il faudrait, en tous cas, tenter la cure de Salies dès le début des accidents, et non pas quand de profonds désordres se sont produits dans les centres nerveux. Ma conviction est qu'il y a dans cette manière de voir tout un avenir favorable, et qu'on peut espérer lutter avec succès contre cette triste névrose qui, depuis tant de siècles, ne cesse de désespérer tant de malades et de médecins.

Certaines *affections psychiques* sont guéries à Salies. Je ne veux pas empiéter sur le terrain de mon excellent ami M. le docteur Foix en parlant d'une de mes malades guérie à Salies, entre les mains de mon confrère, à qui je l'avais adressée, il y a deux ans. Je noterai seulement, dans ce cas, la guérison d'altérations véritables et déjà très accusées des cellules nerveuses du cerveau, lésions consécutives à une fièvre typhoïde grave. Les facultés intellectuelles, morales et affectives étaient, en effet, depuis plus de dix-huit mois profondément troublées, et tous ces désordres psychiques se sont progressivement réparés sous l'influence des eaux de Salies. Évidemment, ici encore, ces eaux ont agi en réveillant la nutrition générale, et en particulier en rappelant dans les cellules cérébrales une nutrition normale. En rendant son intégrité au substratum, cette médication a restitué à l'âme les conditions de l'exercice physiologique de ses facultés, et l'affection psychique a disparu. Mon savant confrère écrira quelque jour, je l'espère, l'histoire très intéressante de notre malade et de quelques autres cas analogues, qui lui appartiennent : en le faisant, il jettera, j'en suis certain, une précieuse lumière sur ces désolants états morbides que Salies peut guérir.

La *chorée* ou danse de Saint-Guy guérit à Salies, non pas qu'on y conduise les enfants dès le début de cette maladie, mais quand on y amène les jeunes malades affaiblis, ceux chez lesquels les convulsions persistent depuis plusieurs semaines, ceux principalement qui ont tendance aux récidives. Comme l'a observé M. le docteur J. Simon, ces récidives ont surtout lieu à l'automne ; c'est donc vers la fin de l'été qu'une saison de Salies peut le mieux prévenir une récidive chez les prédisposés. D'ailleurs, à cela, rien d'étonnant : si derrière la chorée on retrouve presque toujours une maladie constitutionnelle, l'arthritis surtout si particulièrement justiciable de Salies, on rencontre chez les jeunes malades, avec le tempérament nerveux et souvent lymphatique, une foule de causes qui ont affaibli le système nerveux (études prématurées, éducation mauvaise, hygiène mal dirigée, etc.). Les eaux chlorurées bromo-iodurées répondent, d'ailleurs, à toutes les indications, par l'hydrothérapie, le sommeil, la sédation de l'excitabilité nerveuse, l'augmentation de la force médullaire, l'assoupissement du lymphatisme, le réveil de la nutrition générale.

J'ai eu l'occasion de traiter à Salies plusieurs cas d'*irritation spinale à forme neurasthénique*. Cet état névropathique est, comme on le sait, caractérisé par une faiblesse nerveuse générale, qui diffère de l'irritation spinale à forme rachialgique, par la prédominance des phénomènes de dépression et non plus d'excitation. Comme cette forme reconnaît souvent parmi ses causes des excès divers qui ont épuisé les malades, puisqu'il y a plutôt dépression qu'excitation nerveuse, les eaux chloro-bromurées sont parfaitement indiquées. Elles soulagent et améliorent les malades, comme j'ai eu l'occasion de l'observer ; il est, du reste, logique de penser qu'elles peuvent guérir les sujets qui ne sont pas atteints depuis un temps trop long. Lorsque, comme l'avait avancé Fonssagrives, l'impaludisme et l'arthritis ont une part étiologique dans la production et l'évolution de cette affection, on comprend que Salies soit encore plus particulièrement indiqué.

Il me reste, avant de passer aux affections des nerfs, à signaler les améliorations, sinon les guérisons, qu'il semble légitime d'espérer à Salies dans l'*ataxie locomotrice progressive*.

Si l'on considère la pathogénie de cette maladie, on voit que la diathèse névropathique n'y joue pas un rôle unique et qu'elle se joint souvent à l'arthritis, à la syphilis, à l'alcoolisme, sans parler des traumatismes, des excès génésiques et des fatigues corporelles exagérées qui apportent leur influence occasionnelle. Du seul examen de ces causes ne ressort-il pas déjà qu'on peut espérer tirer profit d'eaux minérales qui couvrent si bien le nervosisme, l'arthritis, la syphilis et les surmenages ?

Si de la pathogénie on passe à l'examen des lésions de la

moelle, on observe, au début, dans le premier degré de la maladie, une augmentation du nombre des éléments de la névroglie, la tuméfaction légère des parties malades, l'épaississement des parois des capillaires et des petits vaisseaux, et l'inflammation chronique de la pie-mère : on rencontre, en un mot, des désordres de nutrition. A cette période, la lésion n'existe que dans les cordons postérieurs ; l'atrophie des éléments cellulaires, l'épaississement du tissu fibreux et l'atrophie des cordons et des racines postérieures n'existent pas encore. La lésion essentielle n'est que celle d'une inflammation chronique du système sensitif médullaire. Si l'on obtient d'heureux effets dans cette période de la maladie, par les eaux de La Malou, ne le doit-on pas à l'action hydrothérapique doublée de l'influence tonique exercée sur la peau par ces eaux alcalines, arsenicales et ferrugineuses ? Dans la première période, en effet, les lésions sont encore assez peu profondes pour que l'on puisse et que l'on doive tenter d'entraver le processus inflammatoire et de prévenir les atrophies de la seconde période auxquelles ce processus conduit. D'ailleurs, la maladie suit une évolution essentiellement chronique ; elle est, par conséquent, liée à un ralentissement de la nutrition et à des causes morbides permanentes, le plus souvent diathésiques.

Ne ressort-il pas de ces considérations des indications thérapeutiques réelles, et, malgré le pronostic défavorable généralement formulé dans l'ataxie locomotrice, n'est-il pas logique de tenter de remplir ces indications, et légitime d'en espérer quelque succès ? C'est notre conviction intime.

Tout d'abord nous pouvons modifier la maladie constitutionnelle qui a préparé le terrain et qui entretient peut-être la chronicité de l'affection : c'est l'arthritis, la syphilis ou la scrofule : Salies y est tout-puissant.

Puis, ce sont les douleurs fulgurantes du début, auxquelles répondent si bien les eaux-mères bromo-iodurées.

Viennent ensuite les phénomènes parétiques contre lesquels peuvent si bien agir les eaux chlorurées fortes.

Enfin, pourquoi les lésions mêmes des éléments nerveux ne céderaient-elles pas sous l'influence d'une médication qui exerce une si puissante action sur la nutrition générale et spéciale, sur le système nerveux, sur la circulation du sang, sur le sang lui-même ? Ajoutons que, même dans les parties profondes, on obtient par les eaux de Salies l'étonnante disparition de lésions graves, rebelles à tout autre traitement, et qu'il faut compter bien souvent dans ces cas sur le retour de l'activité nutritive propre à chaque cellule. En effet, les eaux de Salies ont au suprême degré cette propriété de rétablir les conditions d'une bonne nutrition cellulaire, et de restituer à chaque élément anatomique malade son intégrité première.

Dans tous les cas, il faut agir avant les accidents de la seconde période de l'ataxie locomotrice.

B. *Affections des nerfs.* — Les *névralgies* sont des affections douloureuses localisées dans certains nerfs ; leur apparition, comme leur longue durée, sont le plus souvent, sinon toujours, liées à une maladie constitutionnelle. C'est habituellement l'arthritis, la syphilis ou l'impaludisme qui agissent étiologiquement au sein d'organismes nerveux.

Les troubles de nutrition jouent ici un rôle des plus importants : l'anémie, la chlorose, le surmenage, les excès de tous genres, le froid, les traumatismes sont les occasions les plus habituelles des névralgies.

Cette esquisse pathogénique suffit à expliquer pourquoi et comment les eaux de Salies guérissent si bien les *névralgies sciatiques,* même les plus rebelles, avec ou sans atrophie musculaire, les *névralgies intercostales, ovariennes, lombo-sacrées.* J'y ai vu guérir en particulier une *coccydinie,* affectant tout le plexus coccygien, et résistant depuis plus d'un an au traitement le plus rationnel. J'ai vu disparaître des *ovaralgies,* dont la persistance avait fait poser la question d'une opération radicale : Salies l'a fait éviter.

Certaines *paralysies* guérissent bien à Salies.

Celles d'origine *cérébrale* commencent à y être traitées. Mais il ne faut les y envoyer qu'après disparition de tout signe congestif ou inflammatoire du cerveau. Il faut qu'il se soit écoulé une année, au moins, depuis la production d'une hémorrhagie cérébrale, pour qu'on plonge un hémiplégique dans les eaux salées. Cependant on peut le faire avec des avantages réels, comme je l'ai observé moi-même, à la condition d'exercer, comme toujours, une surveillance suffisante.

Certaines paralysies *spinales*, en particulier la *paralysie athrophique de l'enfance*, guérissent souvent aussi par les eaux de Salies. Quand on se rappelle les lésions médullaires de cette affection et qu'on la voit guérir par les eaux salées, on ne peut s'empêcher de se reporter à l'ataxie locomotrice progressive, et d'espérer, comme je le disais tout à l'heure.

Quant aux *paralysies périphériques*, avec ou sans amyotrophie, les faits observés à Salies ne peuvent qu'engager à y conduire les malades, dont l'affection n'est pas trop ancienne.

Enfin, j'ai suivi à Salies deux cas de cette *asphyxie locale des extrémités*, si bien décrites par Maurice Raynaud. Depuis vingt ans, j'ai observé six fois cette affection : les malades étaient des jeunes gens de dix-huit à vingt-cinq ans, presque tous fils d'arthritiques ou d'hémorrhoïdaires, avec prédisposition névropathique. Chez les deux sujets que j'ai suivis à Salies, les symptômes étaient quotidiens mais non continus : sous l'influence des bains et des douches salées, j'ai vu disparaître rapidement cette asphyxie locale, et je sais que, si elle s'est reproduite, ce n'a été que plusieurs mois après chez l'un des malades, et après plus d'un an chez l'autre. Je suis persuadé que plusieurs saisons de Salies en viendront à bout, et que l'aggravation de ces asphyxies locales des extrémités ne se produira pas.

Le froid aux pieds. — « Tenez-vous la tête froide et les pieds chauds, disait Boerhave, et vous pourrez impunément vous moquer de mes confrères. » Sans attacher à cette boutade du célèbre médecin une importance exagérée, il faut y reconnaître une vérité pratique, sinon absolue, au moins relative. Le froid aux pieds est le symptôme, bien plus commun qu'on ne pense, d'une foule d'affections chroniques dans lesquelles on observe, avec des désordres de la nutrition générale, des troubles de l'innervation. Le froid aux pieds est dû à une parésie vaso-motrice qui indique tout au moins une perversion fonctionnelle du nerf grand-symphatique. C'est, en même temps qu'un symptôme, une souffrance réelle ; elle retentit péniblement sur plus d'un organe : les malades qui l'éprouvent ne me contrediront pas. L'action pathologique réflexe de ce symptôme permanent se lie naturellement à des congestions persistantes du côté d'autres appareils, en particulier de ceux de la tête et du bassin.

Les femmes ont le triste privilège d'être plus souvent affectées du froid aux pieds que les hommes et les enfants : ceux-ci sont en général munis de chaussures plus résistantes et moins serrées ; ils vont, viennent, et ne tendent pas à l'inaction. Les femmes au contraire enferment trop souvent leur pied dans une chaussure fine, peu résistante, serrée ; habitantes des grandes villes, anémiques, parfois chlorotiques, souvent névrosées et condamnées par toutes ces causes à la vie sédentaire, elles vont et viennent d'autant moins qu'elles sont plus sujettes, dans ces cas, aux souffrances de la tête, de l'utérus et de ses annexes.

Les chaufferettes antiques au charbon ou à la braise, le tabouret et la boule à eau chaude deviennent dès lors les sources artificielles de calorique auxquelles ces malades demandent sans cesse le secours d'un peu de chaleur extérieure. Est-il besoin de dire que ces procédés palliatifs ne guérissent rien, au contraire ? S'attaquer directement à la cause de ce mal est plus rationnel et plus vrai ; c'est aussi plus sûr.

Il y a bien longtemps que j'ai soulagé et guéri pour la première fois le froid aux pieds de certaines malades, en faisant administrer des douches d'eau froide, en jet dirigé sur le dos et sous la plante des pieds, pendant 1, 2 ou 3 minutes. Chaque fois, j'ai obtenu ce bon résultat, et j'ai vu en même temps disparaître, ou tout au moins s'éloigner de plus en plus céphalées, migraines, douleurs lombo-abdominales, congestions utérines chroniques et les troubles menstruels par défaut qui les accompagnent souvent.

A Salies, j'ai obtenu de ces mêmes douches froides, mais *avec l'eau salée pure*, des résultats beaucoup plus rapides et plus saisissants. Au bout de quelques douches plantaires, qui sont tièdes les premiers jours, et qu'on donne froides sans tarder, la stimulation des papilles vasculaires et nerveuses de la plante des pieds retentit sur le grand sympathique, qui, par les réflexes, réagit en restituant aux nerfs vaso-moteurs des membres inférieurs l'intégrité de leur fonction.

L'observation démontre seulement que la douche plantaire éveille parfois des contractions utérines pouvant amener un état congestif. Dans les cas où des congestions utérines actives doivent être évitées, la douche salée, interscapulaire, frappant en ce point un centre important d'inhibition, réveille le grand sympathique, et guérit le froid aux pieds, sans exciter l'utérus. Au contraire, toutes les fois que la stimulation utérine est nécessaire, la douche plantaire, salée et froide, trouve une indication formelle et donne d'excellents résultats.

Ici se termine ce que j'avais à dire des États généraux morbides, communs aux diverses maladies chroniques. Je les ai considérés, pour la plupart, comme des conditions permanentes générales entretenant les actes pathologiques dans un état d'évolution chronique, et ne permettant pas à l'organisme de réagir spontanément contre elles, en vue de sa guérison.

Je les ai montrés se succédant, s'enchaînant réciproquement, de façon à enfermer parfois le malade dans l'inextricable cercle d'affections multiples, de lésions et de symptômes complexes. Nous avons remarqué, dans tous les cas, l'influence prédominante du ralentissement de la nutrition.

Mais, chemin faisant, en arrêtant notre attention sur la pathogénie de ces affections, nous avons essayé de faire entrevoir comment et pourquoi elles guérissent à Salies.

Il me reste à passer rapidement en revue les localisations morbides qui évoluent sous l'influence de ces états généraux pathologiques, et qui trouvent leur guérison à Salies.

IV

ALTÉRATIONS DE NUTRITION ET TROUBLES FONCTIONNELS LOCALISÉS

Si les troubles de la nutrition générale sont importants dans les maladies, s'ils précèdent souvent et s'ils suivent toujours les affections chroniques localisées qui arrêtent un jour le malade, à l'occasion d'une cause extérieure, ces désordres généraux sont loin d'être tout dans les maladies qui nous occupent.

Les tissus de l'organe affecté sont composés d'une foule de cellules, de globules, de fibres, de granulations qui souffrent plus que le reste de l'organisme, et présentent, avec des altérations matérielles plus profondes, des désordres fonctionnels plus accusés. L'étude de ces altérations et de ces désordres importe tellement à ceux qui cherchent *pourquoi et comment les Eaux salées guérissent ces affections,* que je n'hésite pas à m'y arrêter un instant.

La cellule représente dans sa forme élémentaire, bien que déjà fort complexe, le type des tissus et de l'organe qu'elle contribue à former par son association avec d'autres éléments anatomiques. Jeter les yeux sur les troubles morbides présentés par la cellule malade, c'est au moins entrevoir ceux qui se passent dans l'organe tout entier.

La cellule, élément matériel et vivant, est formée de matières inorganiques, qui, grâce à des combinaisons et à des mélanges spéciaux, revêtent des formes nouvelles et particulières : c'est de la matière organisée.

De plus, cette matière organisée est vivante, c'est-à-dire qu'elle est douée de propriétés nouvelles en vertu desquelles elle se nourrit, croît, se répare, se reproduit et meurt. Le médecin constate autour et au sein de cette cellule les effets de plusieurs causes réunies. Ces causes sont des forces physiques, l'endosmose et l'exosmose par exemple, qui font circuler la matière à travers les membranes, à travers la cellule même ; ce sont des forces chimiques accomplissant des décompositions (oxydations, dédoublements, réductions), et des synthèses ; ce sont enfin des actions chimiques plus élevées, des fermentations dues à la présence de micro-organismes spéciaux. Ces forces sont toutes plus ou moins en acte dans la cellule qui vit ; mais ce qui frappe surtout l'observateur logique et impartial, c'est le groupement, l'association, l'équilibre harmonieux de ces forces diverses et des phénomènes nouveaux auxquels elles contribuent. Dans un tube à expérience ou dans une cornue, on ne peut observer que des phénomènes physiques ou chimiques, quand on y place ces mêmes substances matérielles de la cellule, mais alors qu'elles ne sont ni organisées ni vivifiées.

Dans la cellule vivante au contraire, le médecin constate des phénomènes nouveaux, des formes et des propriétés inconnues dans le monde qui ne vit pas, et des fonctions absolument impossibles pour des substances brutes soumises aux seules forces de la matière. Il conclut logiquement à la nécessité d'une cause spéciale de ces effets particuliers : cette cause c'est le *principe,* c'est la *force vitale.*

Vainement cherche-t-on à effacer son nom, ce principe existe, comme l'affirme la tradition médicale toute entière. C'est lui qui, dans l'homme, groupe, hiérarchise et régit les forces physiques, chimiques et fermentatives dans le but d'en obtenir des effets, des mouvements, des transmutations de la matière, et de transformer ces mouvements en des actes nouveaux, les actes de la vie.

Dans la cellule qui vit, travaillent donc la force vitale, supérieure et maîtresse chez l'homme sain et bien portant, et, avec elle, sous sa direction, les forces physiques, chimiques et fermentatives. Voilà le fait indéniable, évident, scientifique autant que philosophique, c'est-à-dire absolument vrai et raisonnable.

Ces mêmes forces ainsi hiérarchisées, en acte dans la cellule élémentaire, le sont également dans chaque tissu, dans chaque organe, dans chaque appareil de l'économie. Il en résulte que l'organisme humain constitue un véritable petit monde formé d'innombrables associations de cellules organisées et vivantes, unies entre elles par des liens vivants aussi et des sympathies qui assurent l'unité et l'harmonie d'un tout constitué par des éléments aussi variés que complexes. C'est encore cette même force vitale qui, partout en acte dans les cellules, forme ces liens et ces sympathies, et engendre les synergies organiques.

Dans l'organisme tout entier, comme dans sa cellule, nous constatons ainsi l'union intime de la force vitale et des forces élémentaires de la matière, travaillant ensemble sur un substratum, sur un objet commun. L'organisme résulte donc de cette union intime de la force vitale avec la matière, « au sein de laquelle, comme disait Cuvier, cette force obtient parfois des actions contraires à ce que produiraient, sans elle, les affinités chimiques », et nous pouvons ajouter « les forces physiques et fermentatives. »

Cette force vitale, permanente dans sa nature, partie agissante d'un organisme soumis, au contraire, aux perpétuelles mutations, et aux incessants renouvellements de ses matériaux, cette force vitale n'est autre que le *moi* conscient et permanent, intelligent et raisonnable. Cette force saisit les substances inorganiques et dirige en leur sein les actes de leurs forces matérielles en vue de l'organisation et de la vie. Elle *forme* le protoplasma, le globule, la cellule, groupe les cellules en tissus, les tissus en organes, etc. Elle utilise les forces physiques, chimiques et fermentatives dans l'acte de la nutrition cellulaire, acte dont le but est l'entrée dans l'élément anatomique des matériaux nécessaires à sa constitution, et leur adaptation à sa destinée. Elle dirige les actes chimiques qui vont renouveler ces matériaux à mesure qu'ils sont usés par la fonction, et prend soin de faire rejeter ces déchets au dehors. Ce principe vital emploie les autres forces à retenir pour chaque cellule vivante les substances qui sont nécessaires à sa spécialité fonctionnelle, et ces matériaux il les *choisit* réellement dans le protoplasma intercellulaire et surtout dans le sang voisin qui apporte, en des combinaisons multiples et diverses, les *vingt corps simples,* seuls éléments constitutifs de toute la substance matérielle de l'homme.

En se servant ainsi des forces physiques, chimiques et

fermentatives, ainsi que des matières auxquelles ces puissances sont appliquées, le principe vital assure la forme, la composition normale et l'intégrité nutritive de chaque cellule vivante. Il y conserve, pour un temps qui varie avec chaque tissu, une partie de ces matériaux qu'il fixe plus ou moins aux parties constituantes de la cellule (membrane, noyau, nucléole, protoplasma).

Il y emmagasine ainsi, en vue de l'entretien de l'élément anatomique, des substances qui seront, selon les besoins, oxydées, réduites, et rejetées peu à peu dans le sang qui les portera aux organes éliminateurs. La force vitale préside donc à la nutrition de la cellule, en y employant la matière et ses forces : elle crée dans chacun de ces petits mondes des réserves organiques et vivantes, et ce travail complexe est essentiellement *continu*. Il entraîne nécessairement une certaine lenteur dans la circulation de la matière qui lui sert de support. La cellule est ainsi formée, nourrie, entretenue : c'est son acte de nutrition.

Mais un second acte, non moins important, lui est confié, c'est la *fonction*. Comment expliquer l'absolue diversité de fonctions dans des cellules qui se ressemblent par leur forme et leur nutrition, si on n'admet pas que la force vitale soit encore ici cause première ? Abandonnées à elles-mêmes, les forces de la matière produisent invariablement les mêmes effets ; soumises à la force vitale, elles produisent des effets nouveaux, à chaque moment variables et variés, en un mot des phénomènes vivants.

La substance immatérielle de l'homme travaille donc et fait travailler les cellules qu'elle a formées et qu'elle fait nourrir, en vue des fonctions générales de l'organisme. C'est pourquoi elle préside à la fonction de chaque appareil, de chaque organe, de chaque élément anatomique, en vue des besoins et de la fin de l'être humain. Ici encore, la matière sert de support, et ses forces sont appelées à entrer en acte par la force vitale qui leur est supérieure.

Mais si le mouvement nutritif est continu, le mouvement fonctionnel est *intermittent*. La fibre musculaire se contracte et se relâche, le cœur se dilate après chaque systole, les glandes sécrètent et se reposent, l'œil s'ouvre et se ferme, certaines parties de la substance cérébrale entrent en mouvement dans l'acte intellectuel et se reposent dans l'anémie du sommeil. Ces mouvements que la force vitale demande ainsi aux forces de la matière, et qu'elle emploie aux fonctions des cellules, elle ne les exige donc pas d'une façon continue, ils sont intermittents. C'est pourquoi la matière, utilisée dans le phénomène fonctionnel, ne circule pas de la même manière que celle qui sert à la nutrition.

Dans l'acte nutritif, la matière est relativement fixée dans la cellule et sa circulation est lentement continue.

Dans l'acte fonctionnel, la matière est immédiatement utilisée, et sa circulation est intermittente et rapide.

Ces considérations ont une telle importance au point de vue des phénomènes pathologiques et thérapeutiques dans les affections chroniques localisées que nous observons à Salies, que nous n'avons pas hésité à oser cette digression médicale : sans cesser d'être scientifique, si elle paraît un peu philosophique, peut-on nous le reprocher?

Nous allons jeter maintenant un coup d'œil rapide sur les lésions cellulaires que nous avons à traiter dans les localisations morbides, chez les malades de Salies. Nous comprendrons désormais comment, sous l'influence des causes pathogènes diverses, les cellules se troublent dans leurs deux actes nutritif et fonctionnel. Cela nous conduira logiquement à concevoir comment la matière vitalisée est trop ou pas assez fixée dans les cellules mal nourries et pourquoi elle y circule dès lors irrégulièrement. Nous concevrons de même comment les fonctions cellulaires peuvent être troublées, et pourquoi la matière, employée à la fonction, y circule trop vite, trop lentement ou pas du tout.

Nous comprendrons mieux ensuite, ce me semble, comment les eaux chlorurées bromo-iodurées peuvent, soit directement, soit indirectement, apporter d'heureuses modifications à ces deux circulations parallèles, la circulation continue et la circulation intermittente de la matière à travers les cellules et les organes malades.

1° Affections des cellules dans les localisations morbides chroniques.

Toute occasion extérieure capable de troubler l'harmonie nutritive et fonctionnelle d'un organe détermine un désordre plus ou moins profond dans la nutrition et la fonction des cellules qui composent cet organe. La circulation et la composition de la matière dans la cellule, les échanges entre les tissus et le sang, les actes chimiques, physiques et fermentatifs, subissent dès lors le contre-coup de cette occasion morbide.

La force vitale réagit aussitôt, et tend à activer davantage cette circulation de la matière, les échanges nutritifs et les autres phénomènes cellulaires capables de réparer le désordre, ou de fournir des éléments de défense contre les corps étrangers introduits, qu'ils soient vivants ou non.

Mais pour peu que la nutrition générale soit ralentie ou pervertie d'avance, que le sujet soit porteur d'une prédisposition morbide définie, les réactions vitales intracellulaires sont moins énergiques, moins heureuses, et la force vitale impuissante à rétablir l'état physiologique : c'est la détermination de l'évolution *chronique* de l'affection locale.

Dès lors, la cellule malade, moins vivante, subit les effets d'échanges nutritifs malsains, anormaux, pathologiques; le sang altéré qui passe auprès d'elle ne lui apporte plus les matériaux dont elle avait besoin pour réagir et réparer; le système nerveux troublé ne lui prête plus que l'influence plus ou moins pervertie de son intervention; les déchets organiques mal éliminés engorgent les tissus, altèrent leur constitution chimique; les microbes présents agissent désormais en souverains sur ces cellules épuisées, et incapables de réactions phagocytiques suffisantes... la défense a fait défaut, l'organe est vaincu.

Cet organe et ses éléments, mal nourris, fonctionnent anormalement. L'organisme tout en entier en éprouve les conséquences prochaines et éloignées, il souffre, il s'affaiblit : l'affection est localisée sur un organe, mais l'homme est *malade* tout entier. Voilà ce qui se passe chez le plus grand nombre de nos malades, et voilà contre quoi nous luttons, armés de la médication si complexe et si puissante des eaux de Salies.

La diminution de vitalité ou son excès dans la cellule amènent, dans le premier cas la faiblesse, l'atrophie et parfois la mort, dans le second, l'effort de réparation, l'hyperplasie, pouvant conduire, quand cet effort est mal dirigé, à l'hypertrophie.

Les altérations cellulaires peuvent porter sur *la qualité et la quantité* de leurs éléments. Chez les *anémiques* et les *chlorotiques*, les globules sanguins sont moins nombreux et moins riches des éléments nécessaires à leurs fonctions. Ces troubles peuvent aussi, pour des causes multiples, s'accuser dans les actes mêmes de la circulation (excès, ralentissement ou suppression de la circulation capillaire).

Ailleurs, ce sont des modifications de l'influx nerveux qui déterminent les *lésions trophiques* des cellules, lésions si souvent rencontrées à Salies.

Certaines lésions cellulaires reconnaissent encore pour cause le *retentissement d'une lésion voisine* (hypertrophie du tissu conjonctif destiné à remplacer le tissu parenchymateux atrophié ou détruit). Ces troubles prouvent une fois de plus la solidarité des éléments anatomiques divers que forme, nourrit et actionne une même force vitale supérieure.

Les *traumatismes* ont souvent été les causes occasionnelles qui ont déterminé, sous forme d'affections localisées, les altérations des cellules chez les malades dont nous nous occupons. Chez eux, en vue d'une réparation des éléments détruits ou menacés, la force vitale a naguère réagi. Mais les causes permanentes de l'état chronique ont paralysé cette réaction curatrice, et la lésion cellulaire est demeurée, l'effort de réparation étant resté insuffisant. Ces lésions traumatiques des cellules ont habituellement rendu les éléments anatomiques de nos malades moins vivants, et dès lors moins aptes, tant à leur fonction de défense contre de nouvelles causes morbifiques qu'à leur fonction physiologique : c'est là le secret de complications fréquemment survenues.

Les *agents toxiques*, quand ils sont solubles, exercent jusque dans le protoplasma de nos cellules une action chimique qui y fait fléchir leurs actes nutritifs et peut amener soit des lésions réparables, soit l'abandon définitif de la cellule par la vie et le retour au monde extérieur des matériaux qui avaient servi à la constituer. Ces poisons, nous l'avons vu, peuvent venir du dehors, comme de l'intérieur même de l'organisme (leucomaïnes, ptomaïnes), et nos malades chroniques y sont particulièrement sujets.

Enfin, nous connaissons les altérations cellulaires que certains microbes produisent dans les cellules; quand ils les pénètrent, les morcellent, s'approprient leurs matériaux pour s'en nourrir : c'est pourquoi nous observons si souvent des organes affaiblis, des cellules détruites, comme cela arrive pour les leucocythes qui deviennent globules purulents dans leur lutte phagocytique contre les staphylocoques.

Je ne saurais suivre ici dans tous leurs détails ces lésions cellulaires si nombreuses, ces altérations anatomiques des organes affectés que nous présentent les malades de Salies. Je veux seulement rappeler que dès que l'organisme est remonté, nous voyons les *réparations cellulaires* se produire, parfois avec une étonnante promptitude, sous l'influence des eaux salées.

Que se passe-t-il dans ces cas? — Le mouvement vital est plus intense, il active la double circulation nutritive et fonctionnelle de la matière dans les éléments altérés. La régénération des cellules s'opère alors par cette augmentation de leur vitalité, elles prolifèrent et se multiplient pour remplacer celles qui ont péri dans la maladie. Nous constatons, au cours de ces processus de réparation, que plus une cellule était élevée en organisation et était appelée à une fonction noble, plus elle s'est montrée fragile en face des causes morbides. Nous remarquons en outre que cette cellule se régénère en général avec d'autant moins de puissance qu'elle est d'une constitution moins simple. C'est ainsi que le tissu conjonctif, les muscles, les épithéliums, les vaisseaux, les filets nerveux simples et peu élevés en organisation se réparent plus facilement et plus promptement sous l'influence des eaux de Salies. Les cellules nerveuses, au contraire, surtout celles qui sont employées pour l'exercice des facultés intellectuelles, affectives et morales de l'âme humaine, ces cellules se régénèrent et se réparent plus difficilement, parfois même très lentement : il faut donc, quand ces affections sont justiciables de Salies, un temps plus long pour les guérir.

Dans les *atrophies* si souvent traitées aux sources chlorurées, il y a diminution de vitalité des cellules qui forment l'organe malade. Cette atrophie ne porte pas alors également sur toutes les cellules, car chaque groupe cellulaire a sa manière particulière de subir l'action des causes morbides et de réagir contre elles. — Signalons les paralysies *pseudo-hypertrophiques* qui guérissent bien à Salies. Elles présentent une augmentation de volume du membre qui correspond à une atrophie des muscles : il y a dans ces cas, atrophie musculaire avec hypertrophie du tissu interstitiel. Quoi qu'il en soit, toute cellule atrophiée présente un protoplasma amoindri, et se charge de petites granulations soit graisseuses, soit pigmentaires, qui s'accumulent autour du noyau. Si ces cellules ne sont qu'atrophiées et non dégénérées (ce qui n'est pas la même chose), elles conservent encore leurs aptitudes nutritives et fonctionnelles, amoindries sans doute, mais toujours reconnaissables, et Salies peut encore les guérir. Ce relèvement nutritif et fonctionnel des cellules atrophiées, mais non dégénérées, tel est en effet l'un des plus éclatants triomphes des eaux de Salies de Béarn.

On rencontre à Salies quelques affections dans lesquelles se trouvent des *cellules nécrobiosées*. S'il n'est plus possible de rendre la vie aux cellules mortes, du moins peut-on, par les Eaux de Salies, éloigner les causes permanentes de chronicité qui entravent le processus réparateur. Que faut-il obtenir en effet? — Si, comme dans les exsudats, les infarctus, ou les produits épanchés, ces cellules sont isolées de l'air et du sang, elles restent à l'abri des germes extérieurs et leurs éléments se dissocient graduellement, sans putréfaction. Ils se résolvent souvent, bien que lentement, en corps solubles qui sont peu à peu repris par la circulation, et le caillot, l'exsudat ou l'infarctus disparaissent. Mais pour que ce processus s'exécute, il faut, autour des éléments morts, d'autres cellules bien vivantes et bien nourries, avec l'active circulation d'une matière bien composée.

Dans les maladies chroniques, ces conditions font si souvent défaut que l'amas nécrosé reste là sans que ses cellules puissent se liquéfier par exemple, au contact d'une sérosité de bonne nature, pour être résorbées et emportées par une circulation normale. Les eaux de Salies n'ont pas, je le sais, d'action dynamique sur les éléments morts, mais elles actionnent les cellules vivantes qui enveloppent l'amas nécrobiosé; elles activent la circulation du sang et de la lymphe, l'innervation, si bien que le processus de dissociation des parties nécrobiosées s'accomplit plus facilement et plus vite, tandis que la résorption de ces produits se fait plus rapidement.

Les *infiltrations et certaines surcharges inter et intracellulaires* sont souvent guéries à Salies. Dans les tissus s'accumulent pathologiquement, ici de la graisse dans l'obésité, — là des urates acides de soude dans les tophus de la goutte, — ailleurs du sucre non consommé par les éléments anatomiques dans le diabète, etc. Dans tous les cas, comme Bouchard l'a fort bien exposé, le ralentissement nutritif est l'une des causes importantes de la non-utilisation de ces diverses substances. N'est-ce pas encore l'indication des eaux chlorurées, puisqu'il s'agit d'obtenir un effort plus soutenu, plus actif de désassimilation de la part des cellules, pour éviter ces infiltrations et ces surcharges? N'avons-nous pas vu d'ailleurs, à propos du foie et des reins, que les bains salés activent la transformation de l'acide urique en urée? Les surcharges uratiques déposeront donc d'autant moins facilement que l'urée remplacera une plus grande quantité d'acide urique.

C'est le lieu de parler de l'*obésité*. Il y a longtemps qu'on l'a dit et prouvé : beaucoup d'obèses maigrissent à Salies. Rien de plus vrai et, d'ailleurs, rien de plus logique. Un excès de corps gras dans l'alimentation, ou une désassimilation défectueuse des graisses normales de l'organisme, telles sont les deux causes de l'obésité.

Si n'est pas obèse qui veut, il est des obèses qui, le voulant énergiquement, peuvent cesser de l'être. Cette affection n'est le plus souvent, en effet, qu'un acte morbide au cours d'une maladie constitutionnelle que Salies modifie très heureusement; cette maladie, c'est l'arthritis. Interrogez un obèse, et vous trouverez presque invariablement dans ses antécédents personnels ou héréditaires une ou plusieurs des manifestations, soit de la goutte, soit du rhumatisme, soit encore de la maladie hémorrhoïdaire. N'est-ce pas déjà un bon point pour un obèse arthritique ou hémorrhoïdaire que d'avoir la certitude de modifier favorablement par les eaux chlorurées sodiques la maladie constitutionnelle qui engendre les conditions de sa surcharge graisseuse?

Dans l'obésité, les cellules sont surchargées de gouttelettes graisseuses qui grossissent, se fusionnent avec leurs congénères, si bien que la cellule devient une seule goutte graisseuse, brillante, homogène, réfringente, qui distend sa membrane d'enveloppe et refoule à la périphérie le noyau et le protoplasma dont elle a, en partie, pris la place. Mais ce qu'il importe de savoir, c'est que dans cet état de surcharge, si les cellules sont très gênées dans leur nutrition, elles n'ont pas perdu leur propriété fonctionnelle, elles ne sont *pas dégénérées*. Surcharge et dégénérescence graisseuses ne sont pas synonymes. L'acte fonctionnel persiste ici en dépit de l'altération profonde de l'acte nutritif : dans la dégénérescence, les deux actes sont compromis. C'est pourquoi, à Salies, à mesure que la nutrition générale se relève, que la peau et le système nerveux sont ranimés et régularisés dans leur nutrition et leurs fonctions, la matière circulante intracellulaire se modifie. Le protoplasma et le noyau des cellules, malgré leur compression, ont conservé les forces agissantes de leurs éléments. Ils ne se sont pas transformés en graisse; troublés dans leurs actes intimes, ils ont simplement absorbé et emmagasiné à l'excès la graisse suspendue dans le sérum sanguin. Mais, dès que le coup de fouet a été imprimé par les eaux salées à toute la nutrition générale, les chlorures abondent dans le sérum du sang et la circulation se fait plus librement. Aussitôt le protoplasma et le noyau retrouvent leur activité normale, ils renouvellent leurs éléments, et les cellules devenues plus libres désassimilent la graisse qui les remplit et la rejettent dans le sérum du sang, sinon en nature, du moins en déchets d'oxydations qui sont expulsés à mesure.

Bien des malades chroniques, présentant cette obésité, guérissent à Salies, pourvu qu'ils n'aient pas dépassé l'âge moyen de la vie. Les bains salés répondent en effet d'une manière vraiment spécifique aux indications de cette surcharge graisseuse : d'abord, ils corrigent le vice constitutionnel arthritique en éloignant les manifestations de cette prédisposition morbide ; puis ils stimulent le système nerveux par les excitations cutanées. Ce résultat est important quand on sait que les obèses tendent à la sédentarité, à l'inaction, au désœuvrement, à la dépression nerveuse, toutes circonstances qui augmentent si puissamment les causes de cette affection. Il faudra parfois frapper et baigner longtemps la peau des obèses, avant d'en réveiller les synergies : il semble que ce revêtement cutané, distendu et bouffi, soit engourdi et à demi paralysé. Mais, puisqu'on sait que rien de profond ne sera obtenu tant que l'on n'aura pas vaincu cette torpeur de la peau, on peut demander aux eaux si richement minéralisées de Salies cette action héroïque. Quand les éléments cutanés ont répondu à cette stimulation balnéaire, le malade ne commence peut-être pas encore à maigrir d'une façon appréciable, mais, à mesure que ses cellules se débarrassent, ses organes recouvrent la liberté et fonctionnent plus facilement : l'obèse maigrira surtout dans les mois qui suivront.

Les eaux de Salies activent en outre les fonctions du foie, et nous savons que cet organe est préposé à la destruction de certains matériaux ; donc il augmentera encore la désassimilation des graisses accumulées qui le traversent avec le sang. Il est évident que les règles d'une hygiène rationnelle doivent être en même temps prescrites : sommeil mesuré, mouvements musculaires spontanés s'il est possible, sinon provoqués par des massages généraux, principalement à jeun, c'est-à-dire quand la réserve circulante est épuisée et que la digestion n'a pas encore introduit d'albumine ni de sucre qu'il faudra brûler.

Enfin, comme il faut de l'oxygène pour brûler ces excédents graisseux, les obèses devront marcher s'ils le peuvent, sinon se livrer aux mouvements passifs de promenades en voiture au milieu de la campagne. Si la marche leur est impossible, une gymnastique des membres supérieurs activera très heureusement leurs actes respiratoires, ils absorberont plus d'oxygène, brûleront plus de graisse : finalement ils maigriront. Le massage se trouve ici particulièrement indiqué.

Que de localisations morbides chroniques, en particulier que d'affections utérines et péri-utérines, demeurent rebelles sous cet engourdissement nutritif de l'obésité ! Si on veut les guérir, il faut commencer par délivrer l'organisme de sa surcharge, et la résolution des exsudats, la guérison de ces engorgements, de ces inflammations chroniques seront logiquement obtenues.

J'ajoute que les obèses sont en général, sinon toujours, des anémiques, particularité qui augmente encore le nombre des indications de Salies dans cette affection.

Je touche ici à des affections fréquentes et des plus importantes parmi celles que présentent beaucoup de malades venus pour guérir à Salies ; les *inflammations chroniques*, les *engorgements inflammatoires anciens, les exsudats*. Que les localisations morbides soient dans le tissu cellulaire, les glandes lymphatiques, le tissu osseux, ou surtout au sein de l'utérus et de ses annexes, les lésions des cellules et autres éléments anatomiques sont analogues. Si leur pathogénie se ressemble, leur thérapeutique par les eaux salées relève certainement d'un même processus curatif.

Les *congestions chroniques*, fréquentes autour des organes chroniquement enflammés, présentent une dilatation permanente des réseaux capillaires et un ralentissement, sinon une véritable stase de la circulation sanguine.

Les *exsudats* chroniques sont dus à la stagnation, dans les espaces intercellulaires, du sérum sanguin transsudé à travers les parois des vaisseaux dilatés par l'inflammation. Ce sérum pathologique est plus ou moins chargé d'albumine, de fibrine. Cette dernière substance provient, dans ces cas, de l'union de la matière fibrinogène sortie des vaisseaux avec la matière fibrino-plastique venue des cellules malades. Outre ce sérum, cette albumine et cette fibrine, on trouve encore dans les exsudats, des proportions variables d'éléments figurés du sang (globules rouges et blancs sortis par effraction, par diapédèse).

Pour peu que ces inflammations aient été intenses, à leur début, des *néoformations vasculaires* se sont ajoutées aux exsudats, et on les retrouve fréquemment encore dans les affections chroniques. Enfin, les cellules de ces parties, plongées dans un tel milieu pathologique, sont elles-mêmes plus ou moins altérées. Dès le début de la maladie, pour peu qu'elle ait été un peu aiguë, les cellules ont proliféré rapidement et tumultueusement : dès ce moment, en vue de la défense contre les causes morbifiques, il s'est produit une suractivité de nutrition et de formation, rappelant celle qui donne naissance aux tumeurs. Ce sont surtout les cellules du tissu conjonctif et les leucocythes diapédèsés qui ont subi ces modifications.

Les tuméfactions inflammatoires chroniques, si fréquentes à Salies, sont donc formées de ces divers éléments : sérum fibrineux, albumineux infiltré en exsudats, mélangés de cellules proliférées et troublées dans leur nutrition et leurs fonctions, avec néoformations vasculaires, etc...

On conçoit que dans des éléments anatomiques ainsi altérés les actes de la vie ne soient plus libres ou le soient moins. Étant données les diverses conditions permanentes de l'état chronique, les actes vitaux demeurent indéfiniment en cet état. Dans ces cas, l'organisme reste impuissant à faire circuler régulièrement sa matière, et dès lors à désassimiler, à résorber pour éliminer, et réparer à mesure. Que ces produits inflammatoires deviennent un milieu favorable pour les microbes nocifs qui peuvent y pénétrer, doit-on s'en étonner ? C'est pourquoi l'on observe suppurations, ulcérations, caries osseuses, nécroses, etc., quand ce ne sont pas les bacilles de Koch qui profitent d'un terrain scrofuleux ou lymphatique pour former colonie dans la partie malade.

Ai-je besoin d'insister pour faire comprendre, d'après tout ce qui précède, pourquoi les eaux de Salies sont si puissantes dans de semblables cas, et comment elles les guérissent ?

Je ne dis rien ici des *Tumeurs*, des Myo-Fibrômes utérins en particulier, devant accorder à ces derniers une mention spéciale.

Ce qui précède me permet de me borner désormais à une simple désignation des affections morbides localisées qui guérissent le mieux à Salies-de-Béarn.

2° Affections des yeux, du nez et des oreilles.

Ces trois organes des sens présentent le triste privilège de fournir aux maladies constitutionnelles un champ favorable à l'évolution des affections qu'elles déterminent. La scrofule et l'arthritis, et avec elles le lymphatisme et la syphilis, se manifestent très souvent par des désordres de ces organes.

Ce privilège regrettable est en partie, croyons-nous, dû à

la fragilité plus grande des éléments anatomiques d'organes destinés à des fonctions relativement élevées. Pour ce même motif, les lésions une fois produites, et la prédisposition morbide demeurant en acte, les affections chroniques des organes des sens sont particulièrement rebelles à la guérison, et réclament une médication d'autant plus puissante. Voyons comment Salies répond à cette indication.

A. Les *yeux* sont souvent atteints chez les scrofuleux, les syphilitiques et les arthritiques : de ce seul fait pathogénique découle l'indication formelle des Eaux de Salies contre leurs affections constitutionnelles.

On voit en effet guérir à Salies :

Les *blépharites ciliaires chroniques ;* les *conjonctivites* palpébrales et oculaires chroniques, les *ophtalmies granuleuses* si rebelles, et si graves parfois pour la cornée qu'elles dépolissent par le frottement ; les *conjonctivites pustuleuses.* Les affections plus profondes y sont également modifiées favorablement : les *kératites* vasculaires, parenchymateuses, ulcéreuses, etc... ; les *altérations de courbure* de la cornée, suite d'inflammations ; en guérissant ces affections, on rappelle l'acuité visuelle et la transparence cornéenne.

Il faut noter que l'amélioration et la disparition de ces lésions oculaires ne manquent pas à Salies de correspondre à un relèvement général de l'organisme lui-même malade. Nous croyons devoir attribuer ce réveil organique à deux causes : d'une part, l'eau salée corrige et éteint les causes pathologiques, maladies constitutionnelles ; d'autre part, les malades, en recouvrant la vision nette, cessent d'être forcément inoccupés et désœuvrés. Ils voient, lisent et regardent, et cela contribue certainement à les rendre joyeux, actifs et satisfaits. N'est-ce pas un précieux appoint pour guérir l'anémie et la tendance de déchéance organique vers lesquelles les avait entraînés depuis longtemps une vie triste et désolée ?

Les affections inflammatoires chroniques des *voies lacrymales* guérissent à Salies, pour les mêmes raisons, bien que la phlegmasie suppurée du sac lacrymal soit étendue au canal osseux lui-même.

B. Les *affections du nez* qui guérissent à Salies sont les *coryzas chroniques,* qu'ils soient scrofuleux, arthritiques ou syphilitiques. La cure de l'*ozène* est l'un des triomphes des eaux salées : ici, non seulement on corrige l'état étiologique constitutionnel par les bains, mais on modifie directement la muqueuse pituitaire affectée, par des douches nasales d'eau minérale.

Les *lupus* du fond de la gorge sont si voisins des fosses nasales postérieures qu'ils sont eux aussi heureusement modifiés par ces douches et ces bains, auxquels on peut ajouter des pulvérisations d'eau salée ou d'eaux-mères,

C. Les *affections des oreilles* que les eaux de Salies guérissent sont les affections scrofuleuses, arthritiques ou syphilitiques du *pavillon* et du *conduit auditif externe;* les *otites* chroniques, les *otorrhées;* les maladies chroniques de la *caisse du tympan* et surtout les *surdités* par oblitération de la trompe d'Eustache, liée ou non à une affection de la gorge ou du nez ; les affections *profondes du rocher,* suppurées ou non, sont également justiciables des eaux chlorurées.

3° Affections des muscles.

Les *muscles atrophiés* diminuent de volume ; leur consistance devient mollasse, parfois presque gélatineuse ; leur coloration est le plus souvent affaiblie jusqu'à la pâleur. Ces fibres musculaires, bien que conservant très longtemps leur striation, présentent une diminution considérable de leur diamètre. Tant que la substance contractile existe encore, en si faible quantité que ce soit, et même quand elle semble avoir disparu, on peut espérer la régénérescence du muscle atrophié. Cette substance en effet peut être détachée du sarcolemme ; mais les noyaux et le protoplasma résistent énergiquement et longtemps, obéissant ainsi à la loi qui réserve aux cellules destinées à des fonctions peu élevées une plus grande résistance aux causes de destruction ; cette résistance est, nous le savons, en rapport avec la simplicité même de ces éléments. C'est pourquoi les muscles ont une grande résistance aux causes morbides, et se réparent relativement vite, sous l'influence des bains et des douches salées, accompagnées du massage.

Au degré le plus élevé de l'atrophie, le sarcolemme rétracté et épaissi n'est plus qu'une gaine vide qui ressemble au tissu conjonctif ambiant.

Que les affections musculaires qu'on voit guérir à Salies soient des *atrophies* liées aux *paralysies pseudo-hypertrophiques,* aux *paralysies infantiles,* ou des atrophies musculaires d'autre origine, qu'elles soient encore de ces *névralgies périphériques* avec *amyo-trophie* dont nous avons parlé à propos du système nerveux ; dans tous les cas, on est en droit d'espérer beaucoup du traitement par les eaux chlorurées fortes. Ne sait-on pas aujourd'hui que, même quand la substance contractile aurait disparu, les noyaux musculaires restent et peuvent, sous l'action d'une excitation thérapeutique convenable, se multiplier et distendre le sarcolemme en formant les amas auxquels Waldeyer donne le nom de manchons de cellules musculaires ? « Bientôt alors ces cellules isolées s'allongent en fuseau ; sur leurs parties latérales s'édifient des formations de substance contractile nouvelle, dans lesquelles apparaît ensuite la striation. Les noyaux proliférés viennent se ranger à la surface, tandis qu'à leur voisinage apparaît un nouveau sarcolemme, » (Professeur L. Bard, Lyon), et le muscle est régénéré.

D'après Kraske, chaque cellule fusiforme donnerait naissance, par son accroissement ultérieur, à un faisceau musculaire. Les récentes expériences de Kraske sur la régénérescence des muscles atrophiés, même des fibres détruites par la dégénérescence vitreuse, sont des plus consolantes. Elles nous permettent d'avancer, ce que confirment pleinement d'ailleurs de très nombreuses observations, c'est que, en possession d'un agent aussi actif que les Eaux de Salies, aidés au besoin par le massage et des électrisations bien conduites, nous pouvons et devons espérer, parfois contre toute espérance, la guérison des atrophies musculaires, même très avancées.

4° Affections des os et des articulations.

Nous retrouvons une fois de plus les maladies constitutionnelles Scrofule et Arthritis, ainsi que la Syphilis, agissant comme causes générales des affections des os et des articulations. Les troubles de la nutrition, antérieurs ou consécutifs, exercent encore ici leur regrettable influence sur l'état chronique ; souvent les microbes pathogènes apportent leurs complications.

L'*ostéite dite productive,* les *exostoses,* d'origine syphilitique, devraient bien guérir à Salies sous la double influence des eaux et d'un traitement spécifique ; on comprend pourquoi. L'*atrophie osseuse*, qui accompagne et complique certaines arthrites chroniques ayant entraîné une immobilisation prolongée, devrait recevoir des eaux salées une tendance marquée vers la régénérescence. Les *nécroses* scrofuleuses, syphilitiques, phosphorées ou non, caractérisées par des suppurations prolongées, entraînent des complications microbiennes du foyer purulent et l'épuisement des jeunes sujets, complications qui indiquent très formellement Salies.

Le *Rachitisme,* trouble général de la nutrition, est une maladie qui fait sentir son action sur le squelette par l'insuffisante quantité, ou surtout par le défaut d'élaboration préalable des matériaux dont les os ont besoin pendant leur période de formation et de croissance. Il y a dans le tissu osseux des rachitiques non seulement trouble de nutrition, mais encore anomalies par insuffisance ou ralentissement des processus d'ossification, tant de celle qui procède des cartilages que de celles qui se font aux dépens du périoste et de la moelle osseuse.

L'imprégnation des sels de chaux est à la fois insuffisante et mal distribuée ; les tissus transitoires qui précèdent l'os (cartilages et tissu fibreux), sont moins vivants ; le tissu osseux néoformé est exubérant bien que se développant imparfaitement, il est vasculaire, hypérémié, et les trabécules osseuses sont difficilement formées. Il résulte de cet ensemble de lésions une mollesse spéciale des os atteints qui diminue leur résistance aux pressions extérieures, les dispose facilement aux courbures, aux fractures, et entraîne la production de déformations considérables. Je ne fais qu'indiquer sommairement ce qu'il y a au fond du Rachitisme, au point de vue pathogénique, n'ayant en vue ici que de montrer combien les Eaux de Salies correspondent aux indications qui découlent de cette pathogénie.

Les *affections microbiennes des os* sont très fréquemment

observées à Salies ; elles en sont du reste tout particulièrement justiciables. Ici encore, des misères physiologiques, la scrofule, le lymphatisme ouvrent la porte, préparent le sol, et le bacille de Koch, les staphylocoques, etc., pénètrent, prolifèrent et colonisent. Il en résulte des *ostéo-périostites* et des *ostéo-myélytes*, des *suppurations* osseuses, des *caries*, etc... affections que j'ai déjà signalées en parlant de la scrofule et de la tuberculose.

Ces lésions osseuses sont très souvent et très facilement *articulaires*. Faut-il s'en étonner quand on sait que la plus grande activité des os, surtout chez les enfants, se concentre au niveau du cartilage épiphysaire, en ce point de l'extrémité de la diaphyse qui s'unit au cartilage conjugal et que le Professeur Lannelongue a si justement appelé le bulbe de l'os. Pendant mon internat à l'hôpital Sainte-Eugénie (Trousseau), à Paris, j'ai pu recueillir un grand nombre d'observations très intéressantes sur ce sujet et les présenter à la Société Anatomique. Elles confirmaient pleinement ce que Lannelongue a si bien étudié depuis.

Ces *ostéo-arthrites tuberculeuses* ne sont autres que les *tumeurs blanches* avec leurs mortifications caséeuses, leurs processus suppuratifs et tuberculeux, les masses fongueuses, les séquestres, les abcès et les trajets fistuleux.

Comme toutes les tuberculoses locales, celle des articulations peut guérir, et elle guérit plus rapidement et plus sûrement à Salies que partout ailleurs. Les eaux chlorurées bromo-iodurées en effet couvrent à la fois les indications de l'état général et celles de l'affection localisée, celles de la maladie constitutionnelle, celles des altérations des cellules et des microbes pathogènes. A mesure que l'état général s'amende, les suppurations se tarissent, les trajets fistuleux se ferment, le gonflement ostéo-articulaire diminue, et la cicatrisation s'opère. « Elle se fait par la formation d'un tissu de sclérose, dense et compact, fibreux ou osseux suivant les cas, c'est-à-dire suivant que la prolifération microbienne a porté sur des cellules conjonctives ou sur des cellules osseuses. » (L. Bard.)

Parmi les tumeurs blanches qu'on envoie souvent à Salies, il faut citer principalement les *coxo-tuberculoses ou coxaliges*. On obtient ici beaucoup par ce traitement hydrominéral, surtout quand les enfants sont amenés à la fontaine salée assez à temps. Dès qu'un enfant est arrêté, avant l'éclosion de désordres profonds et irréparables, s'il était conduit à Salies, on le guérirait rapidement et sûrement. On lui éviterait ainsi, avec les suppurations tuberculeuses de l'articulation, les déformations, les infirmités et les claudications parfois irréparables, sans parler des autres atteintes tuberculeuses auxquelles l'expose la coxalgie non guérie.

On voit aussi guérir à Salies les *hydarthroses* chroniques, les *arthrites noueuses déformantes*, les *arthrites sèches ;* de même qu'on achève d'y réparer les *arthrites traumatiques*, consécutives aux luxations par exemple. J'ai fait disparaître en quelques semaines des arthrites sèches rebelles par des douches locales, salées et chaudes, prises en baignoires et suivies immédiatement de bains chlorurés. C'est un moyen des plus efficaces.

5° Affections utérines et péri-utérines.

Presque toutes les affections utérines et péri-utérines passées à l'état chronique sont maintenues en cette situation par l'action simultanée des états morbides généraux, et bien souvent par les maladies constitutionnelles Arthritis et Scrofule.

Le siège des organes affectés rend l'exercice musculaire et la marche difficiles ou impossibles ; leur destinée physiologique y rappelle chaque mois de nouvelles congestions qui ne s'accomplissent plus comme elles devraient le faire. Bien d'autres causes occasionnent des poussées congestives ou inflammatoires qui viennent accumuler autour de l'utérus exsudats sur exsudats, épanchements sanguins, fausses membranes, adhérences, suppurations, etc...

Quand on songe en même temps au tempérament lymphatico-nerveux, à la constitution souvent faible des malades, lorsqu'on les considère avec les anémies, les affections nerveuses qui résultent d'une vie tristement passée sur un lit ou sur une chaise longue, dans l'air confiné d'une maison de ville, on n'est pas plus surpris de constater la difficulté, dans ces conditions, de guérir ces affections qu'on ne doit l'être de les voir disparaître à Salies-de-Béarn.

On guérit à Salies :

Affections de l'Utérus. — La *dysménorrhée membraneuse* que bien des gynécologues considèrent comme un état subinflammatoire : l'utérus normal est tapissé d'un épithélium cylindrique vibratile qui laisse facilement passer, au moment des règles, les globules sanguins entre ses cellules ; l'utérus dysménorrhéique est au contraire en partie recouvert d'un épithélium pavimenteux, prouvant un état catarrhal chronique, et expliquant tous les symptômes, y compris leur conséquence la *stérilité*.

L'*endo-métrite chronique* avec sa *leucorrhée* guérit à Salies ; l'écoulement est alors muco-purulent, et tout ce que nous avons dit des effets favorables des eaux chlorurées dans les affections des muqueuses, des épithéliums et contre les staphylocoques de la suppuration nous dispense d'insister.

Les *ectropions*, *érosions* et *ulcérations du col utérin*, consécutives à l'endo-métrite, guérissent à Salies, sans qu'on ait besoin de pratiquer une seule cautérisation. Ces lésions sont sous la dépendance des mêmes conditions que l'endométrite ; les mêmes moyens amènent donc encore ici les mêmes effets.

La *métrite parenchymateuse* chronique « n'est pas une entité morbide isolée et primitive ; elle succède à l'endométrite dont elle n'est qu'une phase » (Bouilly). Les lésions sont hyperplasiques dans le corps utérin, et plutôt atrophiques dans la muqueuse. Cette affection est heureusement modifiée par les bains salés ; elle l'est plus lentement sans doute que la métrite catarrhale, mais non moins sûrement. L'effet des eaux-mères bromo-iodurées, employées dans les bains, à l'aide de compresses appliquées sur l'hypogastre, et même en boisson ou en lavement, dans du lait, est ici des plus heureux : elles exercent l'action sédative et résolutive en même temps que stimulante qui convient aux désordres de cette affection.

Ces métrites interstitielles, comme les appelle le docteur de Sinéty, sont non seulement l'occasion de leucorrhées abondantes, surtout aux époques, mais encore de *ménorrhagies* fréquentes et subintrantes qui déterminent une profonde irrégularité menstruelle. L'anémie des malades est dès lors de plus en plus accentuée, tandis que les femmes souffrent du côté les organes périphériques : elles sont sujettes au ténesme vésical et rectal, à la constipation avec expulsion de matières muqueuses et glaireuses, aux douleurs ovariennes, lombaires, etc... Ces métrites sont longues et rebelles pour toutes les raisons que nous savons; elles sont essentiellement chroniques, et les efforts curateurs de l'organisme épuisé sont impuissants à réparer tous ces désordres, si l'on ne vient à son aide : c'est ce que l'on fait par les eaux de Salies; mais il faut alors une cure plus prolongée, ou plusieurs saisons convenablement espacées.

Sous l'influence des bains chlorurés-sodiques, des eaux-mères bromo-iodurées ingérées ou imbibant des compresses que l'on place sur l'hypogastre; grâce à l'action de l'eau salée mise au contact du col utérin par l'introduction vaginale d'un speculum à bain, fenêtré, on voit peu à peu les douleurs se calmer, la leucorrhée augmenter tout d'abord, puis diminuer; les hémorrhagies deviennent moins abondantes et moins prolongées, les forces se relèvent, tandis que le col se referme peu à peu, et que le corps utérin réduit son volume et sa cavité. L'électrothérapie trouve ici d'heureuses applications, si les annexes ne sont pas encore compromis.

Avant de quitter l'utérus, je dois une mention toute spéciale aux *Fibro-myômes utérins*. Les eaux si fortes de Salies, avec leurs 300 grammes de sels, leurs eaux-mères chargées de 10 grammes de bromures et 0 gr. 94 d'iodures par litre, sont contre ces affections une médication qui fait une légitime concurrence aux électrolyses utérines dont on a tant parlé depuis quelques années. L'importance du sujet ne justifierait pas l'étude forcément incomplète que nous en pourrions donner dans le cadre du présent travail.

Les Fibro-myômes utérins à Salies-de-Béarn appellent une étude spéciale et ultérieure.

Nous nous bornerons à signaler les principaux effets observés chez les femmes qui viennent vers les sources salées chercher le soulagement aux nombreuses souffrances que leur occasionnent des corps fibreux parfois énormes. Tout d'abord on voit disparaître la plupart des phénomènes de voisinage occasionnés par ces tumeurs. Le corps utérin est presque toujours hypertrophié, déformé, vascularisé, dévié, et sa cavité souvent agrandie ; il n'est pas rare de constater une endométrite chronique concomitante. Les règles sont normales chez certaines malades, douloureuses chez les unes ; chez d'autres l'écoulement se fait sous forme d'hémorrhagies parfois aussi abondantes que prolongées. Dans ces cas, on voit les pertes de sang diminuer le plus souvent sous l'influence des bains de Salies, en même temps que se corrigent les anémies parfois si profondes déterminées par ces hémorrhagies. La dysménorrhée disparaît, les règles redeviennent physiologiques, l'endométrite chronique guérit, l'utérus devient moins vasculaire, moins gros, moins dilaté dans sa cavité.

La tempête douloureuse provoquée autour de l'utérus par le corps fibreux s'apaise : les névralgies, les myalgies se calment ; le ténesme vésico-rectal cesse. Les exsudats et les reliquats de pelvi-péritonites partielles et déjà anciennes sont peu à peu dissociés et se résolvent.

Aussi voit-on diminuer, parfois rapidement, des corps fibreux qui de l'ombilic descendent, après une ou deux saisons, au niveau du pubis. Les congestions et les phlegmasies chroniques péri-fibromateuses ont guéri, la métrite a diminué ; cela a suffi pour calmer plus d'un phénomène douloureux dans les organes voisins. Faut-il n'attribuer qu'à cet isolement du fibrôme, par résolution des gonflements congestifs et inflammatoires périphériques, des améliorations aussi nettement constatées ? Si je pense que le soulagement tienne en partie à ce résultat, je reste absolument convaincu, d'après plusieurs faits que j'ai suivis à Salies, que les eaux chlorurées ont une action directe sur le fibro-myôme et qu'elles déterminent souvent la diminution, sinon la régression complète de la tumeur.

J'ai sous les yeux, en ce moment même, plusieurs observations qui ne laissent aucun doute sous ce rapport. La première de mes malades, âgée de trente-cinq ans, portait un fibrôme très douloureux, remontant jusqu'à l'ombilic et déterminant des vomissements incoercibles depuis plus de six mois : les règles étaient normales ; il n'y avait pas trace de grossesse. Après le quinzième bain, les vomissements cessent pour ne plus revenir, et les douleurs s'éloignent et s'amoindrissent. La tumeur s'est notablement *ramollie*. Après deux mois et demi de traitement et quarante bains salés, avec application de compresses imbibées d'eaux-mères, l'utérus s'est complètement libéré du fibrôme et celui-ci est réduit au volume d'un œuf d'autruche. L'état général s'est du reste amélioré à mesure : le sang qui n'avait au début du traitement que 8 0/0 d'oxyhémoglobine en présentait 10 au départ, et l'activité des échanges nutritifs était redevenue normale. Six mois après, j'ai revu et examiné très soigneusement la malade : elle n'a plus absolument rien ; l'utérus est parfaitement sain, et on ne retrouve aucune trace de tumeur.

Chez une autre malade, de même âge, le fibrôme était aussi volumineux, mais accompagné d'hémorrhagies si abondantes que le chiffre de l'oxyhémoglobine était descendu à 3 0/0. Je note en passant que cette anémie profonde a été tellement modifiée par quinze bains salés, qu'en quinze jours les globules étaient remontés à 5 0/0 d'oxyhémoglobine. Deux saisons de Salies ont diminué le fibrôme de ses deux tiers. Une troisième saison l'a réduit au volume du poing de la malade, en même temps qu'elle l'a complètement libéré de l'utérus. J'ignorais encore ce qu'il était devenu depuis, quand le médecin habituel de la malade m'a avisé d'une diminution très notable des pertes de sang, et de la réduction encore plus accusée de la tumeur.

Je constate, sans chercher aujourd'hui l'interprétation de ces faits ; je note seulement que ces fibrômes se sont *ramollis* à mesure de leur diminution. Sans insister davantage, il ressort de l'observation que, les très nombreuses femmes affectées de fibro-myômes utérins et venues à Salies pour y chercher la guérison, y trouvent presque invariablement le soulagement de leurs douleurs et la disparition de leur anémie ; que beaucoup y voient se tarir les pertes de sang qui les épuisent, qu'un grand nombre s'en retournent avec des tumeurs moins volumineuses, et plus d'une complètement délivrée.

Les effets de l'électrolyse utérine sur les fibrômes utérins sont à coup sûr intéressants et positifs ; mais, à moins d'extrêmes précautions, cette méthode est-elle toujours inoffensive ? Comme l'a dit à l'Académie de médecine mon savant collègue et ami, le Dr J. Lucas-Championnière, il semble logique et rationnel d'associer, dans le traitement des fibrômes utérins, des bains chlorurés, des applications d'eaux-mères qui ont fait leurs preuves à une électrolyse conduite avec modération et prudence. C'est ce que je compte faire désormais à Salies, quand j'en trouverai les indications.

En quittant l'utérus, et sans nous en éloigner, nous trouvons un grand nombre d'*affections péri-utérines* qui guérissent à Salies. Il me souvient d'avoir étudié ces affections d'une façon toute spéciale avec des maîtres en la matière, à une époque où prenaient jour leurs premiers et importants travaux, travaux d'où sont sortis bien des progrès modernes de la gynécologie : à la Pitié, c'était Bernutz ; à Saint-Louis, mon excellent et savant maître M. Alphonse Guérin.

Les *pelvi-péritonites,* les *adéno-pelvi-péritonites,* quand ces inflammations du péritoine du petit bassin sont passées à l'état chronique, relèvent absolument des eaux chlorurées bromo-iodurées. Qu'y a-t-il à faire disparaître ? — Des congestions, des exsudats, des liquides séroalbumineux, fibrineux, des globules sanguins diapédésés, parfois du pus avec ses microbes, plus rarement avec celui de la tuberculose ; ajoutons des douleurs périphériques et éloignées, de l'anémie, du nervosisme, un ralentissement de la nutrition générale, etc... Nous savons tout ce qu'on peut demander et attendre des Eaux si puissantes de Salies contre tous ces produits et ces processus pathologiques : la clinique confirme pleinement cette confiance.

J'ai vu guérir aussi, par suite d'une rapide résorption du sang épanché et du pus collecté, une *hématocèle péri-utérine,* et un cas de *phlegmon suppuré du ligament large.*

Affections des Annexes utérines. — Quant aux affections *chroniques des annexes de l'utérus,* on sait qu'elles ne sont le plus souvent que la propagation d'une phlegmasie utérine aux ovaires et aux trompes. Les *Salpingites* et les *Ovarites chroniques* guérissent à Salies, moins rapidement, je crois, que les métrites, mais elles peuvent y guérir aussi sûrement. Situés plus profondément, préposés à une fonction plus élevée que l'utérus lui-même, puisque celui-ci est surtout destiné à renfermer, à nourrir et à expulser ce que forment ceux-là et ce que celles-ci transportent, on peut, d'après la loi précitée, dire que les cellules ovariennes, plus complexes dans leur constitution que celles de l'utérus, sont plus fragiles en présence des causes morbides, et plus rebelles à la guérison en face des agents thérapeutiques. Mais de ce qu'un résultat est plus long et plus difficile à obtenir s'ensuit-il donc qu'il soit impossible? Je connais plusieurs malades qui, menacées de subir dans un délai variable l'ablation des organes altérés, ont voulu tenter une dernière cure médicale avant d'être opérées. Salies les a tellement améliorées que, après plus d'une année de séjour au lit pour l'une d'elles et après cinq ans pour l'autre avant la cure de Salies, elles se sont levées et ont recommencé à marcher. L'inflammation chronique de ces organes a, dans ce cas, guéri d'une manière complète, et des opérations, facilitées sans doute par l'habileté des chirurgiens et l'antiseptie, mais toujours susceptibles de déterminer des accidents redoutables et parfois mortels, ces opérations ont été heureusement évitées.

Je crois utile de publier ici l'observation suivante qui prouve d'une manière absolue la puissance héroïque des eaux de Salies dans ces affections. Mlle X... est âgée de 30 ans; dysménorrhéique depuis 10 ans, et manifestement arthritique, elle est affectée d'une métrite du col, compliquée de salpingite double, douloureuse, plus prononcée à droite: elle est sans fièvre. Cette affection date déjà de loin, et tient la patiente au lit depuis sept mois, malgré un traitement des plus habilement dirigés. Elle a maigri de 5 kil. 500 gr. depuis 8 mois, et se fait apporter à Salies dans le plus profond découragement.

Les bains chlorurés, additionnés d'eaux-mères, avec bain utéro-vaginal, les douches tièdes d'eau salée chaude en jet très brisé, les applications d'Eaux-mères sur l'hypogastre sont prescrits, en suivant les indications de chaque jour. Après 6 semaines de traitement et 40 bains, Mlle X... a le teint meilleur, l'œil plus vivant, elle n'est plus découragée: le corps et le col utérins sont absolument sains, les culs-de-sac libres, sans douleurs, et l'examen le plus minutieux permet d'affirmer la disparition complète de la métrite et de la salpingite double. La malade se lève, marche et promène en voiture. Elle garde seulement les douleurs erratiques propres à sa constitution arthritique ; elle a engraissé de 4 kilogr.

Six semaines après son retour chez elle, rechute avec manifestations du côté de la trompe droite ; le médecin traitant m'écrit : « Je crains bien aujourd'hui que les eaux de Salies soient impuissantes pour guérir radicalement cette affection et qu'il faille recourir à l'ablation des trompes ou au moins de la trompe droite ; mais c'est un moyen extrême auquel j'ai eu de la peine à m'arrêter ; qu'en pensez-vous ? » Ma réponse peut se résumer en deux mots : « Notre malade est une arthritique et Salies a déjà guéri les effets locaux en améliorant l'état général. On ne résèque ni les articulations ni les nerfs des arthritiques quand leurs affections sont rebelles. Si on a guéri une première fois par une médication déterminée, en présence d'une récidive ne doit-on pas revenir à cette médication. Salies a guéri Mlle X... arthritique, Salies la guérira encore. » On revient immédiatement, à domicile, aux bains chlorurés sodiques, aux applications d'Eaux-mères, et mon très distingué confrère y ajoute de l'électrisation faible et prolongée par des courants continus (4 éléments seulement de la pile humide au sulfate de cuivre de Trouvé). Trois mois s'écoulent, pendant lesquels ce traitement est maintenu, et de nouveau la malade est guérie. Son médecin m'écrit : « La salpingite droite récidivée, il y a 3 mois, a disparu ; les mouvements sont libres, et l'état pathologique causé par l'inflammation de l'utérus et de ses annexes n'existe plus... Quelques douleurs çà et là dénotent bien que l'arthritisme a joué un grand rôle dans cette affection. »

L'action héroïque des eaux de Salies n'est-elle pas là évidente, et ce fait ne donne-t-il pas raison à toute l'étude qui précède ? Sans doute de telles malades ne sont pas délivrées de leur prédisposition morbide constitutionnelle ; mais du moins cette prédisposition s'est-elle assoupie et la santé a-t-elle reparu. La sagesse, dans ces cas, consiste à soutenir l'organisme dans l'avenir, à le prémunir, dès la moindre alerte, contre des récidives en lui conférant, par la médication chlorurée-sodique bromo-iodurée, une résistance vitale capable de tenir en respect sa prédisposition morbide, et d'empêcher ses nouveaux éveils.

Quand la médication par les eaux chlorurées et par les eaux-mères est aussi absolument rationnelle et indiquée, ce qu'il importe c'est de donner à des organes, particulièrement fragiles et spécialement résistants aux agents médicateurs, le temps de subir leur action et de guérir.

Je suis loin de rejeter, quand elle est formellement indiquée, l'intervention chirurgicale ; j'estime même qu'elle est parfois aussi nécessaire qu'efficace, surtout quand on l'exécute avec toutes les précautions de l'antisepsie. Mais je ne puis me défendre de regretter certaines de ces opérations *radicales* quand on aurait pu et dû demander la guérison possible à des médications aussi puissantes que celle de Salies. Les anciens avaient raison : « Quod remedium non sanat.... ferrum sanat. » Mais avant de recourir au couteau du chirurgien, il est rationnel et moral, surtout dans l'espèce, d'avoir épuisé les ressources de la thérapeutique médicale.

La *stérilité* sans doute a des causes fort multiples ; mais les principales résident à coup sûr dans l'atonie générale et locale, aussi bien que dans les diverses affections utérines et péri-utérines dont nous venons de parler. Guérir ces causes, c'est donc conférer aux malades qui en étaient affectées un état physiologique tel que la stérilité disparaît. Il est d'observation que de nombreuses malades venues à Salies, à la suite de misères utérines et autres, et attristées d'une stérilité prolongée, en sont reparties guéries. Elles ont vu renaître, dans l'année suivante, ces joies maternelles et familiales qu'elles désespéraient d'éprouver ou de retrouver.

6° Dilatations et relâchements.

Toutes les fois qu'un organe perd la tonicité des tissus qui le forment, il y a altération des éléments qui constituent ces tissus, relâchement, et, selon les cas, dilatation, déplacements, etc., en même temps que désordres fonctionnels.

Cette pathogénie s'applique à certaines affections qui sont réellement améliorées à Salies :

A. Les *déviations et déplacements* de l'utérus étant dus en général à l'augmentation du poids de l'organe, à l'affaiblissement de ses moyens de fixité et aux tractions exercées sur lui par des adhérences, on comprend que la guérison des métrites chroniques, des périmétrites, des adhérences, des fibrômes, etc., fasse disparaître bien des causes de ces déplacements. Salies permet donc de corriger ces effets puisqu'il guérit leurs causes.

B. Rein mobile. — Quand cette affection est liée à une atonie générale, et lorsqu'elle est occasionnée par la traction qu'opèrent sur le rein des adhérences localisées du péritoine ; quand surtout elle est due à des congestions menstruelles, répétées et occasionnées par des affections chroniques de l'utérus, elle peut guérir à Salies ou tout au moins y recevoir une amélioration proportionnelle à celle que les eaux salées déterminent sur ses causes. J'ai vu céder cette affection chez l'une de mes malades qui en souffrait beaucoup depuis bien des années et présentait un notable déplacement utérin avec des exsudats de périmétrite. Elle était arthritique, névropathe et très anémique : plusieurs saisons de Salies ont permis un retour remarquable de sa santé. En même temps, s'est opéré du côté du rein et de l'utérus un rétablissement suffisant pour qu'elle ait pu reprendre une vie active, devenue impossible depuis longtemps.

C. La seule définition des *Varices* suffit à expliquer comment et pourquoi elles sont améliorées à Salies : ce sont « des inflammations chroniques des veines, caractérisées par la dilatation permanente de leurs parois. » (Paul Reclus). Inflammation chronique, dilatation permanente... les eaux chlorurées couvrent ces deux états pathologiques. J'ajoute qu'en présence de la prédisposition morbide, souvent héréditaire, de certaines affections névropathiques (migraines chez les hémorrhoïdaires), on ne peut s'empêcher de penser que les varices reçoivent une influence étiologique d'une certaine dépression des centres nerveux vaso-moteurs. N'y a-t-il pas dans ces phlébites chroniques, dans les varices, une hypérémie permanente, neuro-paralytique des parois vasculaires ? Les eaux de Salies correspondent encore à ce processus pathogénique, à titre d'agent thérapeutique.

Ne se rappelle-t-on pas en outre que les bains salés resserrent la peau, les réseaux capillaires et les vaisseaux superficiels? J'ai suivi à Salies une malade, affectée depuis 14 ans de varices très développées du membre inférieur, avec *phlébite oblitérante* ancienne de la veine crurale. Elle ne pouvait marcher longtemps sans éprouver une fatigue profonde, de l'engourdissement, de la pesanteur et de l'œdème dur de tout le membre. Une première cure de Salies l'a soulagée ; une seconde l'a, sinon guérie, du moins tellement améliorée qu'elle peut se permettre aujourd'hui des marches devenues impossibles depuis 14 ans.

D. La *Dilatation de l'estomac* guérit également à Salies, ou tout au moins y est notablement et rapidement améliorée. Cette affection s'observe dans deux circonstances toutes différentes : Dans une première forme, la dilatation gastrique, si bien étudiée par Bouchard, est le phénomène morbide initial : il est cause pathologique de tous les accidents auxquels donnent lieu ses désordres fonctionnels. Les auto-intoxications gastro-intestinales, la chlorose, les consomptions, les débilités physiques et morales, etc., en un mot des affections de déchéance... voilà le bilan de cette dilatation gastrique, engendrée elle-même par un affaiblissement de la nutrition générale. La pathogénie de cette forme indique donc que Salies peut être singulièrement puissant contre elle, contre sa cause et toutes ses conséquences. J'ai vu disparaître un de ces cas, à Salies, après trois cures espacées.

Quant à la seconde forme de dilatation de l'estomac, M. le professeur Charcot l'a rattachée, comme symptôme, à la névrose générale dont nous avons déjà parlé, la Neurasthénie. Mon distingué confrère M. le Dr Carron de la Carrière, que j'ai eu l'honneur d'avoir pour élève, faisait, il y a peu de temps, une intéressante communication sur ce sujet à la Société de médecine pratique. « Ici, dit-il, l'état général prime l'état local. C'est la neurasthénie qui commence et l'affection de l'estomac complète le tableau. » Mon collègue rapporte un cas de guérison remarquable par l'association de l'hydrothérapie, du massage et de l'électricité. Le traitement de Salies ne répond-il pas plus particulièrement encore à de semblables indications? N'y pouvons-nous pas combiner au massage et à l'électricité une hydrothérapie, non plus d'eau douce, mais constituée par des eaux chlorurées sodiques bromo-iodurées, et dans des conditions telles que l'action sédative du climat et des eaux-mères s'associe à l'action stimulante des bains chlorurés, des douches et d'un air salin et pur?

7° Affections du sein.

J'ai eu l'occasion de guérir avec une extrême rapidité, à Salies, une femme qui présentait, à la suite d'*abcès multiples de la glande mammaire,* des indurations et des fistules lacto-purulentes interminables, avec un état d'anémie très accusé. Si le Dr Deneffe, professeur à l'Université de Gand, a vu guérir à Creuznach des *fibrômes,* des *myxômes* du sein, et des *hypertrophies totales de la mamelle,* je ne vois pas pourquoi les eaux similaires, mais beaucoup plus puissantes de Salies-de-Béarn, ne produiraient pas des effets aussi heureux.

8° Affections génito-urinaires de l'homme.

Comme à Creuznach, et mieux qu'à Creuznach on peut guérir à Salies certaines maladies des voies urinaires. Tous les praticiens savent avec quelle difficulté on parvient à guérir certaines *uréthrites récidivantes* et tous s'accordent à accuser, dans ces cas, certaines causes dyscrasiques au rang desquelles il faut placer la Scrofule et l'Arthritis. On sait même, à n'en plus douter, que certaines uréthrites peuvent paraître sous la seule influence de l'une de ces deux maladies constitutionnelles, sans qu'on puisse invoquer une étiologie vénérienne. Cette pathogénie de l'uréthrite n'indique-t-elle pas les eaux de Salies pour guérir les effets locaux en éteignant les causes générales? Il est du reste reconnu que les *blennorrhées rebelles* et tenaces des scrofuleux et des arthritiques guérissent par les bains d'eau salée.

Les *inflammations chroniques de la prostate* sont justiciables de Salies, chez les sujets encore jeunes, mais il faut bien se garder d'y envoyer les hommes d'un certain âge, porteurs d'hypertrophies prostatiques.

Ne pourrait-on pas obtenir aussi de très bons effets de bains de siège d'eau salée chaude, de bains généraux chlorurés, avec eaux-mères, dans certaines *cystites chroniques* avec urines muco-purulentes ? Ces affections relèvent souvent de la Scrofule et de l'Arthritis, et Salies répond à leurs indications même sans que ses eaux aient besoin de toucher directement la muqueuse vésicale.

Quant à l'*Orchite tuberculeuse,* nous en avons déjà parlé à propos des localisations de cette affection microbienne. Elle a été magistralement étudiée par mon éminent collègue M. le Dr Paul Reclus, qui a spécialement insisté sur les excellents effets des eaux de Salies dans cette affection. J'ai eu l'occasion d'y traiter un jeune homme fort éprouvé par une double orchite tuberculeuse et d'obtenir, en deux saisons, une amélioration locale et générale des plus encourageantes.

V

AFFECTIONS DES AGES

1° Les *Prédispositions morbides*, si facilement éveillées dans l'enfance et la jeunesse, trouvent dans les eaux de Salies un agent prophylactique des plus précieux pour remonter les organismes affaiblis et prédisposés. Les causes morbides ont manqué, ou bien l'enfant, l'adolescent a gardé, grâce à une bonne hygiène, une résistance vitale suffisante pour que ses prédispositions n'entrent pas en acte. Mais le surmenage scolaire, ou d'autres causes de débilitation surviennent, l'organisme va fléchir, et les maladies éclater à la moindre occasion. C'est dans ces cas que des parents sages et prudents procureront, s'ils le peuvent, à leurs enfants le bénéfice souverain d'une saison hydrominérale capable de les remonter, de les rendre forts, résistants, et d'assoupir, parfois pour longtemps, la prédisposition morbide.

2° *Le Rachitisme*. J'en ai déjà parlé à propos des affections des os. Je ne saurais mieux faire ni mieux dire ici qu'en rappelant ce qu'en a écrit M. le Dr Foix. « Contre les accidents qui constituent l'affection à la période d'*activité* ou d'*état*, les eaux de Salies donnent *toujours* des résultats aussi rapides que merveilleux... Sur les jeunes enfants atteints de rachitisme à des périodes plus ou moins avancées, il a suffi de douze à quinze bains pour obtenir une guérison complète et qui s'est maintenue.

« Les *reliquats* du rachitisme proprement dit, les déformations diverses que cette maladie laisse après elle quand elle n'a pas été traitée avec succès, sont faciles à corriger jusqu'à l'âge de treize à quatorze ans. Plus tard, l'amélioration est plus lente à se produire, et la guérison, quoique complète au point de vue fonctionnel, est souvent défectueuse au point de vue des formes extérieures, au moins en ce qui concerne les membres inférieurs.

« Les déformations rachitiques de la colonne vertébrale, du bassin, de la cage thoracique se montrent au contraire plus traitables. » Et mon savant confrère ajoute qu'il les a toujours vu s'amender et très souvent disparaître, jusqu'à l'âge de dix-sept ou dix-huit ans. Au-delà, on améliore encore, mais ce ne sont plus des guérisons véritables.

3° Les *Déviations par faiblesse, vertébrales, scolioses, genu-valgum, pied-bot,* etc., toutes dues à une atonie générale survenue au cours d'une croissance trop rapide, sont d'autant plus justiciables de Salies qu'elles se rencontrent chez des sujets jeunes et de constitution faible. C'est encore dans ces affections qu'il importe grandement de recourir de bonne heure, c'est-à-dire avant d'irréparables déformations, à cette médication qui couvre les indications de l'état général, comme celles des muscles, des nerfs et des os affectés.

4° Les *accidents de la menstruation,* si fréquents à la puberté et à la ménopause, sont le plus souvent liés à une atonie générale, à l'anémie, à la chlorose, aux constitutions faibles, aux tempéraments nerveux et lymphatique : dans ces cas, ils relèvent de la médication chlorurée sodique.

L'*aménie simple* ou retard dans la première apparition des règles ne doit pas être confondue avec l'aménie par occlusion : elle est toujours liée à une faiblesse constitutionnelle. Chaque mois, la jeune fille éprouve de l'impressionnabilité nerveuse, de l'insomnie, des douleurs de reins, une pesanteur, une chaleur dans l'hypogastre, de la leucorrhée, un gonflement douloureux des seins. Ces souffrances se prolongent plusieurs jours, une semaine, puis tout rentre dans l'ordre jusqu'au mois suivant. Cette aménie peut se prolonger pendant des mois, et cet effort physiologique incomplet contribue à anémier les jeunes malades et à contrarier leur développement. Salies ne tarde pas à corriger de la façon la plus heureuse ces états morbides.

Les *règles qui avancent* de 8 à 15 jours affaiblissent habituellement les malades et peuvent devenir la cause de la chlorose. Dans ces cas, elles sont en même temps trop abondantes, et ces *ménorrhagies* de la chlorose compliquent encore la fréquence exagérée de l'écoulement menstruel. Salies guérit très bien ces accidents.

Quant aux troubles de la *ménopause*, de l'âge critique, ils y sont en général d'autant plus heureusement modifiés qu'ils sont doublés d'anémie et de faiblesse, malgré ces chaleurs passagères qui montent à la face, par bouffées, et se terminent habituellement par une sueur générale et instantanée. Les insomnies nocturnes succédant à une somnolence diurne, le sentiment de faiblesse extrême, les vertiges, les palpitations, les pesanteurs hypogastriques, les impulsions maladives et surtout la tristesse s'éloignent à mesure que le sang s'enrichit et circule plus régulièrement, en même temps que le système nerveux, stimulé en certains sens, reçoit sur d'autres points l'action sédative nécessaire.

5° La *chlorose* trouve ici sa place, parce qu'elle est une maladie propre à la femme pubère : c'est une maladie des âges.

Si l'anémie est une lésion et un symptôme communs à beaucoup de maladies, la chlorose est une entité morbide spéciale à la femme pubère, en rapport direct avec la menstruation, et devant, à notre avis, relever d'un processus pathogénique dont le nerf grand sympathique fait une partie des frais. En même temps que le nombre des globules rouges du sang est ou non diminué, que quelques-uns deviennent plus volumineux, la lésion capitale est ici la diminution de l'hémoglobine et de la saturation de cette substance par l'oxygène. L'hémoglobine est une substance colorante dans laquelle existe un noyau albuminoïde qui a la propriété de condenser certains gaz, de fixer en particulier de l'oxygène et du fer. On ne sait comment elle se forme ; mais on sait que, dans la chlorose, les globules blancs du sang manquent en partie à leur fonction qui consiste à former l'hémoglobine et à la combiner à leur substance albuminoïde pour devenir globule rouge.

L'hémoglobine faisant défaut, les globules malades ne fixent plus ou fixent mal l'oxygène par la respiration, peut-être même ne l'ozonisent-ils plus, on ne sait ; en tous cas ils ne lui communiquent plus cet état particulier qui développe ses propriétés oxydantes. Cet oxygène mal fixé, faiblement oxydant, est alors transporté avec le sang dans les capillaires (mais ces capillaires sont troublés dans leurs fonctions), et par ces capillaires dans l'intimité des tissus et des organes. Il n'y accomplit que d'une manière défectueuse les oxydations des hydrocarbonés, des graisses, des albuminoïdes. Or, comme ces oxydations semblent se faire plutôt au sein des éléments cellulaires des tissus que dans le sang, il en résulte que, dans la chlorose, non seulement les globules rouges sont malades, mais toutes les cellules des tissus le sont également, en ce sens que, dans les *moindres* particules de l'organisme, les oxydations intimes deviennent faibles et incomplètes. Les curieuses expériences d'Œrtmann sur les *grenouilles salées* démontrent que ces oxydations se font dans les éléments anatomiques et non dans le sang : il saigne une grenouille à blanc et remplace à mesure son sang par une solution de chlorure de sodium : les oxydations continuent de se faire, bien qu'en l'absence du sang, et la grenouille vit encore, admettant l'oxygène dans ses tissus et rejetant le produit de l'oxydation, l'acide carbonique.

Ce qui précède permet de se rendre compte d'une partie des symptômes de la chlorose. Les graisses étant incomplètement oxydées, la chlorotique n'est pas amaigrie ; ses globules étant dépourvus de matière colorante, elle a la peau et les muqueuses blafardes et jaunâtres comme de la vieille cire ; les oxydations faisant défaut, la chlorotique est frileuse et répugne au mouvement. Les éléments anatomiques de son système nerveux subissant les effets des défectueuses oxydations de leurs éléments, la chlorotique est triste, mélancolique, irritable ou bizarre ; elle a des maux de tête, des vertiges, des névralgies, etc. L'apauvrissement du sang, la faiblesse des vaisseaux et leurs troubles vaso-moteurs expliquent les fluxions passagères et subites, les *hémorrhagies faciles*, (utérines, nasales). Les oxydations incomplètes rendent compte de la pâleur des urines, et de leur pauvreté en urée. Je n'insiste pas.

Ce n'est donc pas seulement le sang, mais l'organisme tout entier qui est malade ; les échecs, parfois même les dangers de la médication par le fer à outrance, démontrent réellement un vice constitutionnel profond et intime, consistant probablement, en partie, dans une union défectueuse de la force vitale à la matière, dans les cellules. Il en résulte que, bien qu'on introduise dans le sang le fer qui manque aux globules, ceux-ci ne le prennent pas, ils fixent mal l'oxygène, et au sein des innombrables éléments des tissus

9

la force vitale ne réussit pas à obtenir des forces chimiques les oxydations voulues.

Cette manière d'envisager la chlorose ne conduit-elle pas plutôt à chercher pour la combattre et la guérir une médication complexe, capable d'agir sur l'organisme entier, et d'y provoquer une réaction générale suffisante pour entraîner la reprise des oxydations voulues? Je le crois. C'est pour cela sans doute que les chlorotiques trouvent si souvent à Salies une guérison vainement demandée aux médications par le fer, le quinquina, le phosphate de chaux, etc. A Salies, elles trouvent une hydrothérapie particulière, des bains et des douches d'eau fortement salée, des eaux-mères, un climat sédatif, un air pur, salin, et du sommeil..... Que faut-il de plus et de mieux?

En me permettant quelques considérations de philosophie médicale au cours de cette étude, si j'ai appelé *moi* l'âme prise à part, comme principe de la vie, comme force vitale, je tiens à déclarer que je ne l'ai pas fait dans le sens rigoureusement philosophique du mot.

S'il en avait été autrement, j'aurais évidemment réservé le mot *moi* pour exprimer la personnalité humaine qui est une, qui n'est ni l'âme seule, ni le corps seul, mais qui ne résulte que du composé de l'un et de l'autre.

L'âme, je le sais, n'est pas tout l'homme; mais elle en est la principale et plus noble partie. En prêtant à cette partie le nom de tout le composé, en l'appelant le *moi*, j'ai donc bien entendu ne pas lui attribuer ce qui n'appartient qu'à l'homme tout entier.

Descartes a réduit le *moi* à l'âme seule, en tant qu'être pensant et distinct du corps, et il a dit : « Nous sommes par cela seul que nous pensons. » Je m'éloigne absolument de ce que je considère comme l'erreur cartésienne, et, malgré le sens métaphorique que j'ai prêté au *moi*, je pense au contraire que le *moi*, rigoureusement entendu, n'est autre que l'*unité personnelle du composé d'âme et de corps qui constitue l'homme*.

Il est également loin de ma pensée de croire que l'homme soit formé de *colonies de cellules vivantes et indépendantes ;* au contraire, pour moi, l'homme est constitué par l'union intime et substantielle, dans toutes ses parties, de l'âme et de la matière. La première saisit la seconde, lui donne la forme humaine, l'amène à la vie et l'organise en éléments anatomiques (globules, cellules, noyaux, granulations, etc...) ; ces éléments, elle les groupe et produit ainsi le composé humain dont elle pénètre et actionne les moindres parties, assurant de cette manière l'unité du composé.

DEUXIÈME PARTIE

THÉRAPEUTIQUE RATIONNELLE

DES

Maladies et Affections
chroniques et de leurs complications microbiennes

A

SALIES-DE-BÉARN

I

LES AGENTS THÉRAPEUTIQUES DE SALIES-DE-BÉARN

La thérapeutique commence enfin à se dégager des hypothèses qui l'ont tenue, pendant tant de siècles, dans le chaos des incertitudes.

Pour l'arracher aux contradictions des systèmes et en faire une science applicable et utile, il fallait y porter d'une main ferme la méthode expérimentale. Ce ne sera pas la moindre gloire du XIXe siècle d'avoir ouvert et déblayé cette voie dans laquelle les médecins arrivent enfin à connaître positivement l'action des agents médicateurs par l'expérimentation sur l'homme sain ou malade et sur les animaux.

La clinique, de son côté, est de plus en plus entrée dans ce mouvement progressif : elle a précisé les indications des médications et les a justifiées ou infirmées, en dernier ressort. C'est pourquoi la médecine moderne est désormais en possession d'une thérapeutique positive, rationnelle et expérimentale, dont les inévitables lacunes disparaîtront insensiblement.

En étudiant les faits cliniques qui font l'objet de la première partie de ce travail, nous avons vu que la thérapeutique de Salies-de-Béarn est curative, palliative et prophylactique.

Curative, elle guérit en effet un grand nombre de malades.

Palliative, elle soulage et améliore encore l'état pathologique des malheureux qui sont venus trop tard vers les sources salées, alors que la maladie avait déterminé dans leurs organes d'irréparables lésions.

Prophylactique, elle tient en respect les prédispositions morbides qui ne sont pas encore éveillées, remonte les organismes affaiblis, relève leur nutrition ralentie, en un mot fortifie leur résistance vitale aux causes morbides. Elle prévient enfin certaines affections microbiennes, en maintenant, dans les membranes et les cellules de défense, l'intégrité sans laquelle les champignons inférieurs pathogènes pénètrent, colonisent et produisent l'infection. Est-elle microbicide, en ce sens qu'elle fournit des agents capables de déterminer directement la mort des microbes pathogènes? Nous le croyons; mais une expérimentation spéciale et ultérieure s'impose sur ce point.

Ce qui frappe surtout dans les Eaux de Salies-de-Béarn et dans les autres agents médicateurs qui lui servent d'auxiliaires, c'est leur complexité extrême; aussi quand on fait la philosophie de cette merveilleuse association d'agents thérapeutiques si divers, groupés tous ensemble dans cette modeste mais charmante vallée du Béarn, on s'explique que cette station hydrominérale réponde si bien à un tel nombre d'indications thérapeutiques.

Avant d'essayer l'interprétation de la thérapeutique par les Eaux de Salies, jetons un rapide coup d'œil sur les agents de médications que fournit cette station thermale.

Rappelons tout d'abord que l'organisme humain est plongé dans trois milieux dont il utilise, à son profit, les éléments constitutifs : ces trois milieux sont l'*eau,* l'*air* et les *aliments.*

I. — LES EAUX MINÉRALES DE SALIES

L'eau qui nous pénètre de toute part est l'une des conditions absolument indispensables de nos phénomènes d'assimilation et de désassimilation. Les substances qui sont mises en présence dans notre économie doivent être diluées dans une grande masse d'eau pour subir les transformations nécessaires à la vie. C'est ainsi que les éléments de ces substances reçoivent de la présence de l'eau une activité supplémentaire que l'on peut comparer à celle que l'élévation de température leur communique, dans les expériences de laboratoire.

Un sel est-il aussi stable que neutre de sa nature? — Sa simple dilution dans l'eau provoque la dissociation d'une petite quantité de ses éléments au point de les rendre libres et de leur permettre dès lors d'agir comme tels, Graham l'a démontré en particulier pour le sulfate de potasse : au contact de l'eau il abandonne une petite partie d'acide sulfurique et de potasse qui, une fois dissociés, sont capables d'actions chimiques que leur combinaison stable les empêchait de produire avant l'addition de l'eau.

D'autre part, nous l'avons vu, l'activité vitale, aussi bien nutritive que fonctionnelle, est subordonnée à l'activité d'une libre circulation de la matière humaine dans nos tissus et nos éléments anatomiques. Or, cette circulation est singulièrement favorisée par la présence de l'eau qui dilue cette matière. L'eau peut donc avoir, et possède en vérité une capitale influence dans le traitement des maladies et des affections chroniques, caractérisées si particulièrement par la difficulté, par le ralentissement de la nutrition et des fonctions organiques.

Ajoutons que les microbes n'aiment pas le mouvement : par conséquent ils se trouvent mal des circonstances qui le favorisent dans les milieux malades qui sont devenus ou peuvent devenir leur terrain de culture. L'eau, par les mouvements auxquels elle entraîne la matière humaine, contribue donc à gêner heureusement les processus microbiens et leurs conséquences funestes.

On ne boit sans doute pas beaucoup d'eau à Salies, mais on en absorbe par la peau et la respiration une quantité assez notable pour qu'elle soit comptée dans la thérapeutique qu'on y poursuit.

Les propriétés remarquables de ces eaux ajoutent enfin les héroïques effets de leur incomparable minéralisation à ceux des autres agents thérapeutiques groupés autour d'elles.

I. — **La Ville.**

Situation. — Géologie. — La petite ville de Salies-de-Béarn, avec ses vieilles et pittoresques maisons entassées les unes sur les autres, comme si chacune voulait être la plus rapprochée de la fontaine salée autour de laquelle elles sont bâties, est, depuis plus de dix siècles, blottie au fond d'une vallée longue de 25 à 30 kilomètres, ouverte vers l'Ouest. Après avoir longtemps couru, entre ses innombrables coteaux couverts de vignobles et de bois, aux pieds des Pyrénées qui les dominent, cette vallée va s'ouvrir largement dans l'Océan, vers Bayonne, entre le pic majestueux des Trois-Couronnes, qui plonge dans la mer, au-delà de Biarritz et de Saint-Jean de Luz, et les forêts de pins descendant le long des côtes depuis le bassin d'Arcachon.

Située à 60 mètres au-dessus du niveau de la mer, Salies-de-Béarn, chef-lieu de canton de l'arrondissement d'Orthez, compte 5 à 6,000 habitants ; cette petite cité possède autour de son établissement thermal de beaux hôtels, des villas et des maisonnettes meublées dont le nombre et le confortable nécessaire augmentent tous les jours.

Salies-de-Béarn, située entre Pau et Bayonne, desservie par la ligne du chemin de fer de Puyôo à Mauléon, est reliée à Paris par un service direct qui permet d'accomplir le trajet en quinze heures.

Cette station thermale est édifiée au-dessus de terrains appartenant à la période triasique de l'époque secondaire du globe terrestre; ils se sont formés par les dépôts des mers qui couvraient alors la contrée, et d'où les Pyrénées seules émergeaient en cette région. Ces eaux ne formaient alors qu'une immense nappe liquide autour de ces montagnes; par leur retrait et leur lente évaporation, elles laissèrent ces puissants dépôts salifères qui ont contribué à former, le long de la chaîne, le continent séparant aujourd'hui la Méditerranée de l'Océan.

Ce retrait des eaux et leur évaporation, continuée pendant de longs siècles, ont ainsi abandonné des gisements considérables de sels marins qui alternent, par couches plus ou moins épaisses, avec des grès diversement colorés, et surtout avec des argiles et des marnes irisées, elles-mêmes salifères.

Les bancs de sels qui font la richesse incomparable de Salies-de-Béarn sont évidemment considérables, tant au point de vue de leur épaisseur que de leur étendue. Il y a plus de huit cent cinquante ans, les cartulaires du pays faisaient déjà mention de la « *fontaine salée* » et de la fabrication du sel à laquelle elle apportait ses éléments.

Ces bancs, situés à 40, 60 et même 70 mètres au-dessous

de la surface du sol, n'ont cessé, depuis bientôt neuf cents ans et plus, de fournir une eau minéralisée dont le débit et la richesse n'ont jamais varié. Il y a un siècle, des expériences officielles furent entreprises pour évaluer le débit des eaux de Salies et les résultats obtenus ne différaient en aucune façon de ce qu'ils sont encore aujourd'hui.

Contemporaines des terrains triasiques dans lesquels on les rencontre, ces masses salifères sont abordées par des eaux souterraines qui viennent se charger des principes que leur abandonnent les avalanches partielles qui s'en détachent, ou que les eaux dissolvent en les traversant. Le sondage a permis de constater à Oràas que la nappe d'eau salée qui fournit les eaux des bains de Salies est située au-dessous d'un banc de sels qui a plus de 92 mètres d'épaisseur.

Ces eaux minérales apparaissent, à Salies, presque toujours au voisinage des affleurements des ophites, roches pyrénéennes, qui ont, au moment de leur formation, déterminé des dislocations dans les couches terrestres et ont ouvert de la sorte des fissures, grâce auxquelles l'eau chlorurée sodique bromo iodurée apparaît, comme au Bayàa, à la surface du sol.

II. — Les Quatre puits de Salies.

La plus ancienne source de Salies est la *source du Bayàa,* située place de la Mairie. Sa découverte, de date mal connue, remonte, d'après les cartulaires du pays, avant la fin du XIe siècle : l'incertitude sur l'époque de cette découverte a donné lieu à une légende curieuse que la tradition a semblé consacrer comme histoire vraie de l'origine de Salies-de-Béarn.

Un seigneur, chassant aux environs, poursuivait un sanglier, qui, blessé mortellement, traversa une grande mare et vint mourir sur la lisière d'un bois voisin. Les chasseurs, surpris de trouver le corps de ce sanglier couvert de sel, cherchèrent la cause de ce phénomène, et découvrirent des ouvrages souterrains qui conduisaient une source jusqu'à la mare d'eau salée. Telle aurait été l'origine de *Salies* (la ville du sel).

Plus tard, on perpétua le souvenir de la légende qui lui donnait son nom, en faisant prendre à la ville pour ses armoiries, un sanglier mort, avec cette devise béarnaise :

« *Si you nou yery mourt, arres nou bibere.* »

« *Si je n'y étais mort, personne n'y vivrait.* »

Cette devise indique bien que la fondation de Salies-de-Béarn est attribuée à cette découverte de la source salée, et que, sans le sanglier blessé par le seigneur béarnais, aux abords de cette mare, la ville de Salies ne s'y serait pas formée.

Cette source, qui ne cesse de débiter ses eaux depuis tant de siècles, sort à la base d'une colline gypseuse et va collecter ses eaux sur la place du Bayàa, dans un vaste réservoir couvert d'une voûte percée de larges orifices ou prises d'air.

Le *puits du Griffon* est ouvert sur le bord de la petite rivière de Saleys, qui traverse la ville. Il a la même origine que celui du Bayàa.

Ces deux puits peuvent donner ensemble un *débit minimum de* 200,000 *litres,* par vingt-quatre heures, d'une eau contenant par litre près de 258 *grammes de sels.*

Caractères physiques. — L'eau minérale de Salies est limpide, incolore, d'une saveur fortement salée, avec arrière-goût amer. Sa température est de 15° centigrades, Sa densité varie de 22° à 24° à l'aréomètre de Beaumé. Elle est neutre au papier de tournesol.

Caractères chimiques. — D'après MM. Garrigou et Wilm, voici la composition d'*un litre* d'eau minérale recueilli à ces deux puits.

ANALYSE DES EAUX DU BAYAA ET DU GRIFFON

Sels	M. Garrigou	M. Wilm
Acide carbonique des bicarbonates.	....	0gr 297
Acide carbonique libre......	....	0 018
Chlorure de sodium	229gr 254	245gr 449
— de potassium.....	0 354	2 304
— de calcium......	6 495	....
— de magnésium....	6 792	....

Sels		M. Garrigou	M. Wilm
Chlorure	de lithium	Traces	0 017
—	de rubidium	. . . .	Traces
Bromure	de sodium	. . . .	0 161
—	de magnésium	0 473	. . . .
Iodure	de sodium	. . . .	Traces
—	de magnésium	0 053	. . . .
Sulfate	de sodium	9 094	0 667
—	de potassium	0 212	. . . .
—	de calcium	0 797	2 740
—	de magnésium	3 750	3 576
—	de lithium	Traces	. . . .
Carbonate	de calcium	Traces	0 269
—	de magnésium	. . . .	0 030
—	de fer	0 460	0 042
Silice et alumine		0 254	0 184
Matières organiques et pertes. . .		non dosées	0 761
	Total. . .	257gr 988	256gr 204

Les différences de ces deux analyses, peu accusées d'ailleurs, proviennent de circonstances mal connues, tenant peut-être aux conditions variables dans lesquelles les bancs de sel abandonnent leurs éléments aux eaux.

Les deux puits d'Oràas ont un *débit minimum de* 160,000 *litres, par vingt-quatre heures,* d'une eau qui renferme 45 *grammes* de sels en plus que les eaux du Bayàa.

Voici l'analyse des eaux d'Oràas, d'après les mêmes chimistes.

ANALYSE DES EAUX D'ORAÀS

D'après M. Garrigou

Chlorure	de sodium.	256gr 417
—	de potassium	1 220
—	de calcium	2 846
—	de magnésium.	1 429
Sulfate	de soude	5 475
—	de potasse	Traces

Sulfate de lithine	Traces
— de chaux	1 500
— de magnésie.	2 000
Silicate de soude.	4 285
Alumine	0 250
Acide carbonique	Traces
Bromure de magnésium.	0 362
Iodure de sodium	Traces
Matière organique	1 150
TOTAL.	276gr 934

L'eau, parfaitement limpide, marquait 25° 5 à l'aréomètre Beaumé. La réaction au papier tournesol était neutre.

En juillet 1889, M. Wilm a remis l'analyse des principaux éléments de l'eau d'Oràas; cette analyse n'a pas été poursuivie comme pour celle du Bayàa jusqu'aux sels moins abondants.

ANALYSE DES EAUX D'ORAAS

D'APRÈS M. WILM (Juillet 1889)

COMPOSITION ÉLÉMENTAIRE		GROUPEMENT	
Chlore et Brôme. . . .	177gr 637	Carbonate de calcium. .	0gr 127
Acide sulfurique. . . .	5 809	— ferreux . . .	0 012
Acide carbonique. . . .	0 076	Chlorure de sodium, de potassium et lithium .	293 000
Sodium, potassium, lithium.	115 510	Chlorures de magnésium	0 161
Calcium	1 286	Sulfate de calcium . . .	4 200
Magnésium.	0 752	— de magnésium .	3 557
Oxydes de fer et manganèse.	0 008		
POIDS du résidu sec . .	300gr 540	TOTAL des Sels par litre.	301gr 057

Les puits d'Oràas sont situés à 5 kilomètres à vol d'oiseau de la ville de Salies : une conduite, de 8 kilomètres de longueur, contournant les coteaux qui séparent les deux salines de Salies et d'Oràas, mène les eaux dans d'immenses réservoirs placés, l'un près de *la gare,* l'autre *dans le parc* de la société fermière.

Salies-de-Béarn possède donc aujourd'hui quatre puits qui peuvent fournir près de 400,000 *litres* par vingt-quatre heures d'une eau contenant de 257 à 301 grammes de sels par litre. L'analyse chimique y décèle *dix-huit corps simples* associés en proportions variables. On ne connaît aucune eau chlorurée sodique qui puisse rivaliser avec une aussi riche minéralisation.

La composition élémentaire de cet agent thérapeutique si complexe se résume dans l'association naturelle de chlorures, bromures, iodures de sodium, potassium, magnésium, calcium, lithium, rubidium ; en sulfates, carbonates, silicates et aluminates alcalins et ferreux.

III. — Les Eaux-Mères.

Leur formation. — Leurs variétés. — L'industrie alimentaire retire le sel comestible ou sel de cuisine de l'eau salée traitée par évaporation.

Les salines à ciel ouvert sont disposées aux bords de la mer ; s'écoulant lentement le long d'une série de bassins peu profonds et communiquants, l'eau marine y séjourne assez longtemps pour abandonner son eau d'évaporation au soleil qui la chauffe, et son sel dans le fond des derniers bassins. Une foule d'insectes microscopiques, apportés par l'air, trouvent la mort dans ces bassins salants : les eaux-mères qui restent et le sel comestible recueilli sont naturellement chargés de ces impuretés.

Ailleurs, l'eau, provenant de sources salifères voisines de gisements miniers de sel gemme, est tout d'abord évaporée à ciel ouvert, comme à Creuznach. Pour concentrer ces eaux et en augmenter la saturation, on les conduit à la partie *supérieure des bâtiments* de graduation où sont superposés une grande quantité de fagots d'épines. L'eau salée filtre lentement à travers cette masse de petites branches formant un tissu serré et inextricable. A mesure qu'elle descend, elle se divise en gouttes, en gouttelettes que le vent fouette et volatilise. L'eau s'évapore ainsi peu à peu, et arrive concentrée à des réservoirs inférieurs. Des pompes l'y reprennent, la remontent au sommet des bâtiments de graduation et l'opération recommence ainsi sept fois de suite. A mesure, on voit se déposer, sur les fagots, des sulfates, des carbonates et des silicates de chaux, de magnésie, de fer, de manganèse, et de l'alumine (14 à 24 0/0) : ces sels sont enlevés de temps en temps. L'eau salée concentrée qu'on recueille dans les derniers réservoirs des bâtiments de graduation s'est donc dépouillée de ces sels, et contient surtout les chlorures, les bromures et les iodures alcalins. Cette eau saturée, cette « Soole », comme l'appellent les Allemands, est placée dans d'immenses cuves où elle est soumise à une concentration continue par le chauffage. Au bout de huit à dix jours, le sel marin (chlorure de sodium), le moins soluble des sels dissous, se précipite ; on arrête alors l'opération. Le liquide qui reste dans les chaudières, après l'enlèvement du sel comestible, se nomme *Eau-Mère*. Cette eau-mère de Creuznach contient ainsi très peu de chlorure de sodium, mais beaucoup de chlorure de calcium, des bromures et iodures de sodium. Les Eaux-Mères de Creuznach renferment pour 1 litre, d'après l'analyse du professeur Bunsen, de Heidelberg, 419 grammes de matières solides dont les principales sont :

Chlorure de calcium	340	grammes
Chlorure de lithium.	15	—
Bromure de potassium.	7	—

Les *Eaux-Mères de Salies-de-Béarn* diffèrent, sous plus d'un rapport, de celles fournies par les salines de l'Océan ou par les usines du genre de celle de Creuznach. A Salies, l'eau minérale naturelle est assez concentrée pour n'avoir pas besoin de subir une évaporation préalable au soleil ou au vent. Elle est d'emblée placée dans d'immenses chaudières en tôle, édifiées sur un bâti de maçonnerie, dans la Saline voisine de l'établissement des bains ; au dessous, sont des foyers où l'on chauffe à l'aide de fagots de bois. L'opération a une durée variable de dix-huit à trente-six heures, pendant lesquelles on recueille à la *drague* le chlorure de sodium qui cristallise d'abord à la surface de l'eau et tombe ensuite sur le fond de la chaudière, où il s'accumule peu à peu. Le liquide qui reste est l'*Eau-mère*.

Caractères physiques de l'Eau-mère. — C'est un liquide jaunâtre, transparent et clair ; sa consistance est huileuse. Si on y plonge les doigts, on ressent, en les frottant l'un contre l'autre, la sensation qu'on éprouverait en maniant à la main de l'huile mélangée de sable fin. Elle est très fluide, et d'un poids spécifique si élevé qu'elle *filtre rapidement* à travers les vases poreux qui la renferment, même à travers le bois, observation particulièrement intéressante au point de vue de sa pénétration certaine au sein des tissus sur lesquels on l'applique dans un but thérapeutique. Sa densité est de 1,221 (Réveil et A. Henry, fils, en 1860) ; la saveur en est fortement salée et âcre.

Composition chimique des Eaux-mères de Salies. — Si les analyses de l'eau-mère, faite par différents chimistes, à des dates différentes, n'indique pas toujours une composition exactement identique, cela tient à ce que ce produit présente une composition variable selon le degré et la longueur de l'évaporation de l'eau salée naturelle. Toutefois ces variations sont peu importantes au point de vue thérapeutique ; il suffit que le médecin puisse distinguer au point de vue clinique les types principaux de ces Eaux-mères, en sachant d'une manière générale quels en sont les éléments prédominants. Les analyses suivantes donneront ces renseignements :

EAUX-MÈRES DE SALIES-DE-BÉARN A 35°

D'APRÈS M. GARRIGOU.

Par Litre.

Chlorure de sodium	223gr	335
— de potassium	55	009
— de lithium	1	500
— de calcium	1	800
— de magnésium	155	203
Sulfate de magnésie	11	245

Bromure de magnésium.	10 000
Iodure de magnésium.	0 949
Silicate de soude.	0 272
Alumine et fer.	0 180
Carbonate de soude	Traces
Matières organiques	15 000
Pertes	12 800
TOTAL. . . .	487gr 293

EAUX-MÈRES DE SALIES-DE-BÉARN A 35°

D'APRÈS M. WILM.

Un litre. — Densité, 1,255.

Chlorure de magnésium.	231gr 814
— de sodium.	44 172
— de potassium	35 827
— de lithium.	1 051
— de rubidium.	Traces
Bromure de magnésium.	10 313
Iodure de magnésium.	0 010
Sulfate de potassium	21 830
— de sodium	17 815
— de magnésium	15 055
TOTAL par litre. . .	377gr 887

La loi physique veut que, dans une solution aqueuse dont on fait évaporer l'eau par la chaleur, *les sels les moins solubles cristallisent les premiers*. Si donc on prend une eau qui renferme divers sels, quand on chauffera, les sels les moins solubles cristalliseront et diminueront à mesure dans la masse. Par contre, ce phénomène fera augmenter, sous le même volume de liquide, la dose des autres sels plus solubles. C'est ainsi qu'à Salies l'on retire des cuves à évaporation d'eau salée des eaux-mères concentrées à des degrés qui varient de 25° à 35°. Voici, d'après M. Xavier Saint-Guily, le directeur si obligeant de l'Établissement et de la saline, les quatre types principaux d'Eaux-mères mis à notre disposition pour les malades.

DIFFÉRENTS TYPES D'EAUX-MÈRES.

1er type.	— A 25°	l'eau a abandonné :	Chlorure de sodium, 1/3 environ.
2e type.	— De 26 à 28°	—	Chlorure de sodium.
—	—	—	Sulfates.
3e type.	— De 28 à 32°	—	Chlorure de sodium.
—	—	—	Sulfates plus abondants.
4e type.	— De 32 à 35°	—	Chlorure de sodium.
—	—	—	— de potassium.
—	—	—	— de magnésium.
—	—	—	Brome très sensible.

A 35°, les Eaux-mères, constituant le 4e type, offrent donc les *Bromures* et les *Iodures alcalins à leur maximum,* représenté par :

Pour un litre d'Eau-mère	Bromures alcalins. .	10gr 313
	Iodures — . .	0 949

Ce qui précède prouve que plus l'eau-mère se concentre, plus elle perd de chlorures et de sulfates, et se charge de bromures et d'iodures.

Les observations industrielles apprennent encore que plus l'Eau-mère est concentrée (32 à 35°), plus elle est riche en sels de *Potassium et de Magnésium.* Au contraire, de 26 à 32°, elle est plus riche en sels de *Sodium et de Calcium.* Ces faits expliquent pourquoi le sel fin de luxe est à peu près chimiquement pur : c'est le premier recueilli, on n'y trouve que des traces infinitésimales de Brome et d'Iode. Le sel blanc en très gros cristaux contient au contraire par kilogramme 0 gr. 258 de bromure de magnésium et 0 gr. 188 d'iodure de sodium.

Le sel de Salies contient aussi une certaine quantité de *sulfate de magnésie.* C'est à la présence de ce sel que les chimistes attribuent la qualité spéciale des sels de Salies et d'Oràas pour la conservation des viandes.

Les eaux-mères de Salins (Jura) diffèrent de celles de Salies. Elles renferment, par litre : chlorure de sodium, 168 grammes; chlorure de magnésium, 60 grammes; sulfates alcalins, 87 grammes ; bromure de potassium,

3 grammes ; en tout, près de 320 grammes de matériaux fixes (Balard).

Les eaux-mères de Salies-de-Béarn contiennent plus de 487 grammes de sels. Elles ont plus de 10 grammes de bromures par litre.

IV. — Eaux-mères concentrées et sels secs pour transport.

La nécessité de faire bénéficier des eaux-mères les malades qui ne peuvent venir à Salies ou qui ont quitté la station a déterminé la Compagnie fermière à préparer à cet effet des Sels secs et des Eaux-mères concentrées. Les sels secs représentent en valeur minérale le *triple* du poids de l'eau-mère employée sur place, et n'occupent que moins d'un tiers de son volume. C'est-à-dire qu'un kilogramme de sels secs représente trois kilogrammes d'eau-mère, soit 2 litres et demi, tandis qu'il n'occupe qu'un tiers de ce volume, soit quatre-vingt-trois centilitres.

Les sels concentrés d'Eaux-mères pour l'exportation sont expédiés sous deux formes :

1° Les *Eaux-mères avec sels concentrés,* composées de 500 grammes de sels concentrés obtenus au-dessus de 32 degrés, et d'eau-mère concentrée à 35 degrés : ils sont renfermés dans un flacon d'un litre environ, contenant de 10 à 12 grammes de bromures.

2° Les *sels secs d'eaux-mères* sont expédiés en rouleaux de métal contenant 500 grammes de sels.

V. — Eaux minérales potables de Salies-de-Béarn.

A. *L'eau salée.* — Dès 1860, le Dr Nogaret faisait boire une petite quantité d'eau salée aux malades qu'il traitait à Salies : « Je n'ai jamais pu constater, » écrivait-il en 1867, « que ceux qui en font usage obtinssent de meilleurs résultats que ceux qui prennent des bains seulement. Je considère donc l'eau, prise en boisson, comme adjuvant. »

En 1865, le Dr de Coustalè de Larroque rapporte au contraire qu'il en a retiré de très bons effets. Ce praticien mettait une partie d'eau salée naturelle pour neuf parties de bouillon de poulet non salé. Il donnait cette boisson *chaude*, et la faisait boire « lentement, par petites gorgées, de façon à ce qu'elle se trouvât entièrement absorbée par l'intestin, sans donner lieu à aucune évacuation... La même eau, bue à basse température et de la même façon, produit l'effet laxatif de tous les purgatifs salins. »

En **1883** M. le Dr Foix écrivait : « On peut prendre l'eau-mère en boisson à la dose de une à trois cuillerées à café par jour, dans du bouillon de poulet ou du lait... Elle peut aussi rendre de grands services surtout dans les cas de suppuration profonde ou de longue durée, de fibrômes volumineux, d'obésité... Mais elle est généralement mal supportée par le tube digestif. »

A Creuznach on boit, depuis un temps fort éloigné, les eaux salées de la source Elise ; on les boit froides (10° R.). On commence par donner, en plusieurs fois, 180 grammes d'eau par jour, et on augmente parfois jusqu'à 500, 800 et même 1,000 grammes. L'eau de la source Elise contient par litre 9 grammes de chlorure de sodium.

A Salies, le Dr Delarroque administrait ce sel dans les mêmes proportions. Si, à Creuznach, certains malades supportent bien cette eau en boisson, il en est d'autres, comme à Salies, chez qui l'appareil digestif ne les tolère pas.

On boit aussi de l'eau salée à Salins (Jura).

Étant donné, comme nous le verrons tout à l'heure, que les malades absorbent à Salies une quantité de sels suffisante pour déterminer leur guérison, sans être astreints à cette boisson désagréable, il nous semble inutile de chercher sous cette forme, l'absorption des sels de l'eau minérale de Salies, à moins d'indications aussi rares que spéciales.

B. *L'Eau de Carsalade.* — A **1**,500 mètres de la ville, sur la rive droite du Saleys, la société fermière des eaux a commencé l'exploitation de la source de Carsalade dont le débit est évalué à 80,000 litres par vingt-quatre heures. Cette eau, quand elle est extraite avec soin, est limpide ; sa densité est de 1° (Baumé), sa température est de 14°. Elle rougit très sensiblement le papier de tournesol. Exposée à l'air, elle laisse précipiter des carbonates d'abord, puis du sesquioxyde de fer, qui dépose parfois dans les bouteilles. L'eau de Carsalade a été classée en 1877 par M. Poggiale, rapporteur de la commission compétente de l'Académie de médecine, comme *légèrement gazeuse, bicarbonatée calcique, bicarbonatée ferrugineuse et chlorurée sodique.*

Aussi M. le docteur Foix écrivait-il en 1883 : « Cette eau convient donc dans les dyspepsies, les gastralgies, la gastrite chronique, les affections arthritiques, l'anémie, le lymphatisme et la scrofule. »

Cette eau a donné d'excellents résultats à mon éminent confrère, et moi-même j'ai pu me convaincre de son heureuse influence dans les états dyspeptiques et dans les anémies si fréquentes au cours des maladies chroniques que nous voyons à Salies. J'ai constaté notamment ses excellents effets chez un arthritique dyspeptique, anémique et excitable : il n'était pas à Salies pour son compte et ne prenait pas de bains ; il s'est guéri par les eaux de Carsalade.

On aurait tort de négliger cette source qui peut apporter son concours aux eaux du Bayàa et d'Oràas. C'est une eau légèrement gazeuse, contenant surtout des bicarbonates de chaux (0 gr. 25 par litre) et de fer (0 gr. 12 cent. par litre), un peu de chlorure, des traces d'iodure et de bromure, et de la silice (0 gr. 014 par litre). Si elle était amenée vers l'établissement des bains, on pourrait, je crois, l'utiliser avec grand avantage, non seulement en boisson, mais dans les bains, au lieu d'eau douce ordinaire, en l'additionnant, suivant les besoins, d'eau salée ou d'Eaux-mères. C'est en tous cas une eau de table qui convient fort bien aux anémiques arthritiques ou scrofuleux.

Voici l'analyse officielle des eaux de Carsalade ; je l'ai rapprochée des eaux de la source de Salut ou de la Montagne, qui rend, à Bagnères-de-Bigorre, des services si appréciés. — Si l'analyse de Carsalade n'indique pas d'arsenic, la quantité d'arséniate de soude offerte par l'eau de Salut est peu considérable ; en revanche, les proportions de bicarbonate de potasse, de magnésie, de chaux, de fer et de chlorure de sodium sont notablement plus considérables à Carsalade qu'au Salut.

TABLEAU COMPARATIF DES EAUX

DE CARSALADE (SALIES-DE-BÉARN) ET DE SALUT (BAGNÈRES-DE-BIGORRE)

ÉLÉMENTS CONSTITUTIFS	CARSALADE	SALUT
Acide carbonique libre	41 c. cubes 50	?
Azote	13 80	?
Oxygène	9 09	?
Bicarbonate de potasse	0 gr 225	0 gr 000
— de magnésie	0 110	0 018
— de chaux	0 250	0 240
— de fer	0 113	0 022
— de manganèse	Traces.	»
Sulfate de soude	0 121	0 308
Chlorure de sodium	0 940	0 308
Iodure et bromure de sodium	Traces.	»
Silice	0 014	0 028
Arséniate de soude	?	0 0007
Pour un litre d'eau minérale.		

Nous venons d'apprendre que la Société fermière de Salies va construire, dès cette année, dans son parc, attenant à celui des bains salés, un établissement de bains de Carsalade, avec buvette, et salle d'hydrothérapie.

Cette innovation, en augmentant le nombre des agents thérapeutiques de la station, étendra encore la puissance des médications qu'on y utilise déjà. Bien des malades, à qui les douches d'eau salée forte ne conviennent pas, profiteront avec avantage de ces ressources hydrothérapiques nouvelles, et les bien portants pourront en bénéficier avec satisfaction.

VI. — L'Établissement des Bains.

Je n'ai point à le décrire. Je veux seulement dire ici qu'après l'incendie qui détruisit l'ancien établissement, en 1888, la Société des *Part-prenants*, propriétaire des sources salées a édifié un établissement nouveau qui donne réellement, sous plus d'un rapport, les satisfactions nécessaires. Avec le temps, j'en suis convaincu, de nouveaux progrès s'introduiront dans les détails de cet établissement dont la moitié a été livrée au mois de juin 1889, et dont les dernières cabines vont être construites.

On avait donné en 1888 plus de soixante mille bains ; en 1889, on en a donné plus de soixante-quinze mille. Il y a vingt ans, on en donnait à peine six mille par année.

L'établissement, divisé en deux parties, offre deux classes de cabines : dans celles de première classe, le confortable ne laisse rien à désirer ; il est moindre dans les secondes. Les eaux minérales employées sont absolument les mêmes dans l'une et l'autre classe. Le service y est fait avec la plus intelligente activité et le plus grand soin par des baigneurs et des baigneuses qui semblent tous ne faire qu'une même famille, tant est grande l'union qui les accorde.

Je n'ai pas à décrire les cabines, les salles de douches, les galeries, etc... il suffit de dire que les médecins y trouvent les moyens essentiels pour faire bénéficier les malades des salutaires effets des eaux de Salies.

VII. — **Mode d'administration des Eaux de Salies.**

Les eaux de Salies constituent en même temps qu'un agent thérapeutique médicamenteux, par les sels nombreux qu'elles contiennent, un agent d'hydrothérapie.

L'eau minérale naturelle est employée sous forme de *bains* et de *douches ;* les Eaux-mères le sont dans les *bains* et à *l'aide de compresses* dont on couvre ou l'on enveloppe les parties malades.

A. *Les Bains.* — La *température* des bains salés est fort importante ; elle doit être particulièrement indiquée non pour telle ou telle maladie, mais pour chaque malade en particulier, chacun ayant sa manière propre de se comporter vis-à-vis de cet agent thérapeutique. Il est donc fort important de prendre l'avis de son médecin, au point de vue de la température et de la durée du bain.

La *composition* du bain n'est pas moins importante ; si les bains de Salies, prudemment dirigés par une main attentive et compétente, donnent de merveilleux résultats, les baigneurs doivent savoir qu'on peut éprouver les accidents les plus graves quand on en fait un usage inconsidéré et sans le conseil médical. Quand on prend un médicament, n'a-t-on pas soin d'en faire fixer exactement la dose par le médecin? Les eaux de Salies étant un très puissant remède, on ne doit pas déroger pour elles à cette loi pleine de sagesse.

Pour que chacun se puisse mieux convaincre de la vérité de ce que nous venons de dire, je place ici quelques chiffres qui indiqueront quelles doses de médicaments chimiques entrent dans les divers bains de Salies, et prouveront comme quoi on ne peut impunément se jouer d'une aussi forte médication.

Le *Bain entier* de 250 à 300 litres environ d'eau minérale naturelle pure de Bayàa contient de 65 à 77 *kilogrammes* de sels révélés par l'analyse. Composé uniquement des eaux d'Oràas, il en contiendrait de 75 à 90 *kilogrammes.*

Dans un bain entier d'eau du Bayàa, il y a :

Chlorures alcalins . . .	de 61 k à 73 kgr.
Sulfates — . . .	de 3 k 500 gr. à 4 kgr.
Bromures. — . . .	de 0 k 125 à 142 gr.
Iodures — . . .	de 0 k 13 gr. 25 à 16 gr.
Silice et alumine . . .	de 0 k 63 à 76 gr.
Carbonate de fer, etc. .	de 0 k 115 à 138 gr.

Un bain entier d'eau d'Oràas contiendrait de 73 à 87 kgr. de chlorures et 108 gr. 600 de bromures.

Le *Bain aux trois-quarts* est composé des trois quarts de la quantité de sels indiquée dans le bain entier ; l'autre quart peut être, à volonté, et selon les cas, de l'eau douce, de l'eau alcalinisée par le sous-carbonate de soude, ou rendue émolliente par de l'amidon ; on pourra avantageusement y mettre à l'occasion de l'eau de Carsalade.

Les *bains à moitié et au quart* ne contiennent que la moitié ou le quart de la quantité de sels indiquée pour le bain entier. Enfin on mitige encore davantage le bain en n'ajoutant que 50 litres d'eau salée naturelle à un bain d'eau douce ou d'eau de Carsalade.

L'*addition des Eaux-mères* apporte de nouvelles et très précieuses modifications aux doses de ces médicaments liquides au sein desquels on plonge les malades. Étant donné qu'un litre d'eau-mère renferme par exemple 10 grammes de Bromures au moins, 0 gr. 949 cent. d'iodure et 0 gr. 172 de silicate, si l'on ajoute de l'eau-mère à un bain d'eau douce, ou salé au quart, à moitié, aux trois quarts, ou même au bain entier, on y augmentera notablement la proportion de ces médicaments. C'est ainsi qu'un bain entier, additionné de 30 litres d'eaux-mères, renfermera la dose importante de plus de 425 *grammes de bromures* alcalins, de 42 *gr. d'iodures* et de 45 *grammes de silice.*

Les Bains de Salies deviennent, grâce à cette précieuse élasticité de composition que le médecin modifie à volonté, une source d'effets thérapeutiques plus multipliés qu'on ne serait tenté de le croire. Cette seule considération permet de comprendre qu'on en puisse obtenir, selon les cas, des effets excitants ou calmants, c'est-à-dire opposés.

B. *Les Douches.* — Les douches sont données dans cinq salles spéciales, dont quatre sont consacrées aux douches en pluie, en cercles, en jet, et une aux douches nasales et auriculaires. — Les eaux y sont employées chaudes, tièdes ou froides à volonté. Selon les effets qu'on en veut obtenir, elles sont composées d'eau minérale pure ou mitigée d'eau douce.

C. *Hydrothérapie locale.* — L'application méthodique de l'eau salée et des eaux-mères se fait encore à Salies en douches locales dosées selon les indications. Ici, ce sont les douches nasales, là les douches périnéales, les bains de siège, les pediluves ; nous retirons les effets les plus rapidement efficaces des douches locales en baignoire données à l'aide d'un mélange progressivement échauffé d'eau salée chaude et froide qui tombe sur les articulations malades des genoux ou des pieds, dans certaines arthrites chroniques. La douche en jet filiforme d'eau salée tiède nous obtient souvent d'étonnantes résolutions d'adénites chroniques au sein desquelles ce fin jet d'eau salée détermine, à travers la peau, une circulation active de la matière et le retour du ou des ganglions à l'état normal.

On peut avec avantage y joindre des pulvérisations d'eau salée ou d'eau-mère, en particulier contre les lupus et les granulations du pharynx. La douche plantaire reçoit ici son application.

Le speculum à bain, fenêtré, permet, pendant les derniers moments du bain salé ou d'eaux-mères, de baigner assez longuement et sans violence le canal vaginal et le col utérin; on retire souvent de cette pratique les plus heureux effets.

Enfin, les compresses dont, selon les cas, on couvre l'hypogastre, les flancs, les reins, les épaules, les articulations malades, permettent d'obtenir des eaux-mères qui les imbibent des effets sédatifs et résolutifs des plus évidents et précieux.

Les douches d'eau salée ont une double action:

D'abord, elles constituent une forme de l'hydrothérapie. Or, étant donné qu'un mètre cube d'eau salée naturelle pèse 1,200 kilogrammes, la douche d'eau salée est majorée du cinquième de sa hauteur de chute, si bien qu'un mètre cube d'eau douce tombant de la hauteur de 13 mètres présente une pression d'une atmosphère, tandis qu'un mètre cube d'eau salée tombant d'une même hauteur a une pression de près de deux atmosphères. On comprend qu'une pareille douche doive être maniée avec précautions, sous peine de déterminer des actions perturbatrices exagérées ; mais on conçoit aussi qu'on en puisse obtenir des effets très excitants ou révulsifs, directement ou à distance.

Le second effet des douches est médicamenteux, en ce sens que le malade y absorbe par des voies diverses une notable quantité des sels contenus dans l'eau qui le frappe et se pulvérise finement autour de lui.

VIII. — **Classification des Eaux de Salies, leur comparaison avec les eaux chlorurées sodiques bromo-iodurées similaires.**

Les analyses qui précèdent permettent de classer les eaux de Salies-de-Béarn à la tête des Eaux *minérales froides, chlorurées sodiques fortes bromo-iodurées.* — Elles sont les plus minéralisées de toutes celles qui sont employées en médecine.

Le tableau suivant permettra de comparer la richesse médicamenteuse des Eaux de Salies avec les eaux minérales similaires.

Richesse minérale comparative des principales sources chlorurées sodiques de France et de l'Étranger.

NOMS DES SOURCES	QUANTITÉ DE SEL renfermée dans un litre d'eau.	QUANTITÉ DE SEL renfermée dans un litre d'eaux-mères.	AUTEURS DES ANALYSES
Salies-de-Béarn { Orâas	301 gr. 000		Wilm.
Salies-de-Béarn { Bayâa	257 988	487 gr. 293	Garrigou.
Mont-Morot (Lons-le-Saulnier)	»	370 600	Braconnot.
Bex, près Lavey	»	292 490	Pyrame-Moria.
Nauheim (Hesse-Électorale)	40 3	363 900	Chatin-Bromeis.
Hammam-Melouane	30 05	»	De Marigny-des-Fusses.
Salins (Jura)	29 990	257 720 (Dumas, Pelouse, Fabre.)	
Salies (Haute-Garonne)	34 065	»	Filhol.
Kurbrunnen	17 4382	»	
Hombourg (Hesse)	16 985	»	Liebig.
Soden	15 091	»	Figuier et Mialhe.
Anzin (Nord)	14 600	»	
Wildegg (Suisse)	14 377	»	
Creuznack (Prusse)	12 1819	316 6 (Osann.)	Liebig.
Cheltenham (Angleterre)	11 019	»	Parker et Brandes.
Ischia (Sicile)	10 419	»	Lancelloti.
Balaruc	9 080	»	Marcel de Serres et Figuier.
Kissingen (Bavière)	8 555	»	Liébig.
Bourbonne-les-Bains	7 546	»	Nivet, Mialhe et Figuier.
La Motte-les-Bains (Isère)	7 443	»	D°
Saint-Nectaire	7 010	»	Nivet.
La Bourboule	6 660	»	Lecoq.
Heilbrunn (Bavière)	4 900	»	Barruel.
Rennes-les-Bains (Aude)	4 860	»	
Niederbronn (Bas-Rhin)	4 627	»	
Bourbon-l'Archambault	4 367	»	O. Henry.
Chatenois (Bas-Rhin)	4 214	»	
Absac (Charente)	3 100	»	
Baden-Baden	3 000	»	Koelreuten.
Tercis (Landes)	2 538	»	Thore et Meyrac.
Bourbon-Lancy (Saône-et-Loire)	1 751	»	Berthier.
Hammam-Mescoutin (Constantine)	1 457	»	Tripier.
Luxeuil	1 113	»	Braconnot.
Néris	1 110	»	Berthier.
Préchacq (Landes)	1 087	»	
Widbad (Wurtemberg)	0 504	»	
Gastein (Autriche)	0 311	»	Helfft.

NOMS DES SOURCES	QUANTITÉ DE CHLORURES renfermée dans un litre d'eau salée.
Salies-de-Béarn { Orâas.	293 gr. 161
Salies-de-Béarn { Bayâa.	242 894
Bourbonne-les-Bains	50 175
Nauheim (Wilhelm)	37 85
Salins (Jura)	28 038
Kreuznach	11 42
Balaruc	7 94
Kissingen	6 47
Niederbronn	4 324
Lamothe-les-Bains	3 80
La Bourboule	3 620
Chalenois	3 263
Absac	2 921
Torcis	2 347
Bourbon-l'Archambault	2 240
Saint-Nectaire	2 146
Rennes-les-Bains	2 020
Bourbon-Lancy	1 700
Luxueil	0 729
Préchac	0 334
Neris	0 179

NOMS DES SOURCES	QUANTITÉ DE BROMURES renfermée dans un litre d'eau salée.	QUANTITÉ DE IODURES renfermée dans un litre d'eau salée.
Salies-de-Béarn	0 gr. 473	0 gr. 053
Salins (Jura)	0 067	»
Bourbonne-les-Bains	0 065	Traces.
Kreuznach	0 0401	0 0004
Lamothe-les-Bains	0 020	Traces.
Niederbronn	0 011	D°.
Nanheim	0 0098	D°.
Kissingen	0 008	D°.
Balaruc	Traces.	»
Saint-Nectaire	»	Traces très sensibles.
La Bourboule	Traces.	Traces.
Bourbon-Lancy	»	D°.
Neris	»	D°.

Tableau comparatif de la composition élémentaire des Eaux de Salies-de-Béarn et des Eaux de Mer.

NOMS DES SOURCES	CHLORE BROME IODE	ACIDE sulfurique.	ACIDE carbonique	SODIUM POTASSIUM LITHIUM	CALCIUM	MAGNÉSIUM	OXIDES de fer et manganèse	TOTAL des résidus fixes.
Salies-de-Béarn	177gr 637	5gr 809	0gr 076	115gr 510	1gr 286	0gr 752	0gr 008	301gr 500
Atlantique	19 867	2 577	»	11 840	0 457	0 957	»	35 700
Mer du Nord	19 242	2 563	»	10 810	0 478	1 314	»	34 400
Manche	17 895	2 882	0 078	10 182	0 409	1 231	Traces.	32 700
Méditerranée	21 100	5 716	0 142	10 694	0 048	3 004	»	40 700
Pacifique	19 260	2 786	»	10 864	0 472	1 315	»	31 700
Mer Noire	9 579	1 250	0 247	5 010	0 131	0 622	0 127	17 600

Richesse minérale comparative des principales sources chlorurées sodiques de France et de l'Étranger.

NOMS DES SOURCES	QUANTITÉ DE SEL renfermée dans un litre d'eau.	QUANTITÉ DE SEL renfermée dans un litre d'eaux-mères.	AUTEURS DES ANALYSES
Salies-de-Béarn { Orhas	301 gr. 000		Wilm.
Salies-de-Béarn { Bayàa	257 988	487 gr. 293	Garrigou.
Mont-Morot (Lons-le-Saulnier)	»	370 600	Bracomot.
Bex, près Lavey	»	292 490	Pyrame-Morin.
Nauheim (Hesse-Électorale)	40 3	363 900	Chatin-Bromeis.
Hammam-Melouane	30 05	»	De Marigny-des-Fosses.
Salins (Jura)	29 990	257 720 (Dumas, Pelouse, Fabre.)	
Salies (Haute-Garonne)	34 065	»	Filhol.
Kurbrunnen	17 4382	»	
Hombourg (Hesse)	16 985	»	Liebig.
Soden	15 691	»	Figuier et Mialhe.
Anzin (Nord)	14 600	»	
Wildegg (Suisse)	14 377	»	
Creuznack (Prusse)	12 1819	316 6 (Osann.)	Liebig.
Cheltemham (Angleterre)	11 019	»	Parker et Brandes.
Ischia (Sicile)	10 419	»	Lancelloti.
Balaruc	9 080	»	Marcel de Serres et Figuier.
Kissingen (Bavière)	8 555	»	Liébig.
Bourbonne-les-Bains	7 546	»	Nivet, Mialhe et Figuier.
La Motte-les-Bains (Isère)	7 443	»	D°
Saint-Nectaire	7 010	»	Nivet.
La Bourboule	6 669	»	Lecoq.
Heilbrunn (Bavière)	4 900	»	Barruel.
Rennes-les-Bains (Aude)	4 860	»	
Niederbronn (Bas-Rhin)	4 627	»	
Bourbon-l'Archambault	4 367	»	O. Henry.
Chatenois (Bas-Rhin)	4 214	»	
Absac (Charente)	3 190	»	
Baden-Baden	3 000	»	Koebruten.
Tercis (Landes)	2 538	»	Thore et Meyrac.
Bourbon-Lancy (Saône-et-Loire)	1 751	»	Berthier.
Hammam-Mescoutin (Constantine)	1 457	»	Tripier.
Luxeuil	1 113	»	Braconnot.
Néris	1 110	»	Berthier.
Préchacq (Landes)	1 087	»	
Widbad (Wurtemberg)	0 594	»	
Gastein (Autriche)	0 311	»	Helfft.

NOMS DES SOURCES	QUANTITÉ DE CHLORURES renfermée dans un litre d'eau salée.
Salies-de-Béarn { Orhas.	293 gr. 161
Salies-de-Béarn { Bayàa.	242 894
Bourbonne-les-Bains	59 175
Nauheim (Wilhelm)	37 85
Salins (Jura)	28 038
Kreuznach	11 42
Balaruc	7 94
Kissingen	6 47
Niederbronn	4 324
Lamothe-les-Bains	3 80
La Bourboule	3 620
Chalenois	3 263
Absac	2 921
Tercis	2 347
Bourbon-l'Archamhault	2 240
Saint-Nectaire	2 146
Rennes-les-Bains	2 020
Bourbon-Lancy	1 700
Luxueil	0 729
Préchac	0 334
Neris	0 179

NOMS DES SOURCES	QUANTITÉ DE BROMURES renfermée dans un litre d'eau salée.	QUANTITÉ DE IODURES renfermée dans un litre d'eau salée.
Salies-de-Béarn	0 gr. 478	0 gr. 053
Salins (Jura)	0 067	»
Bourbonne-les-Bains	0 065	Traces.
Kreuznach	0 0401	0 0004
Lamothe-les-Bains	0 020	Traces.
Niederbronn	0 011	D°.
Nanheim	0 0098	D°.
Kissingen	0 008	D°.
Balaruc	Traces.	»
Saint-Nectaire	»	Traces très sensibles.
La Bourboule	Traces.	Traces.
Bourbon-Lancy	»	D°.
Neris	»	D°.

Tableau comparatif de la composition élémentaire des Eaux de Salies-de-Béarn et des Eaux de Mer.

NOMS DES SOURCES	CHLORE BROME IODE	ACIDE sulfurique.	ACIDE carbonique	SODIUM POTASSIUM LITHIUM	CALCIUM	MAGNÉSIUM	OXIDES de fer et manganèse	TOTAL des résidus fixes.
Salies-de-Béarn	177 gr 037	5 gr 800	0 gr 076	115 gr 510	1 gr 286	0 gr 752	0 gr 008	301 gr 500
Atlantique	19 867	2 577	»	11 840	0 457	0 957	»	35 700
Mer du Nord	19 242	2 563	»	10 810	0 478	1 314	»	34 400
Manche	17 895	2 882	0 078	10 182	0 400	1 231	Traces.	32 700
Méditerranée	21 100	5 716	0 142	10 694	0 048	3 004	»	40 700
Pacifique	19 260	2 786	»	10 864	0 472	1 315	»	31 700
Mer Noire	9 579	1 250	0 247	5 610	0 181	0 622	0 127	17 600

II. — LE CLIMAT

La station thermale de Salies-de-Béarn, située, à vol d'oiseau, à 25 ou 30 kilomètres de l'Océan, à 60 mètres au-dessus de son niveau, au fond d'une vallée encaissée entre de nombreux coteaux, est ouverte vers l'Ouest et vers la mer : elle jouit donc des avantages des climats maritimes, sans en avoir les inconvénients.

D'autre part, elle est blottie entre des collines quelque peu boisées qui s'élèvent de toutes parts et conduisent insensiblement aux montagnes Pyrénéennes dont on voit se dérouler à l'horizon la chaîne imposante et se dresser les cîmes couvertes de neige.

Cette situation permet de dire que Salies jouit d'un climat intermédiaire entre celui des montagnes et celui de la mer, c'est-à-dire entre les deux grands modificateurs climatériques de l'économie. Essentiellement tempéré, le climat de Salies n'est ni chaud ni froid, ni sec ni humide ; il est tiède, doux, et seulement un peu humide. Même pendant les mois de Juin, de Juillet et d'Août, la chaleur est fréquemment tempérée par des pluies rafraîchissantes que favorisent d'un côté la mer, les montagnes de l'autre ; ces pluies durent peu en général et, l'atmosphère rafraîchie, la végétation désaltérée, le soleil reparaît bien vite. La sécheresse y est inconnue ; aussi les vignes, les prairies et les bois de ces campagnes du Béarn gardent-ils plus longtemps qu'ailleurs leur verdure et leur fraîcheur : c'est à cette conservation qu'il faut attribuer en partie les automnes magnifiques et longuement prolongées dont on jouit à Salies. Le printemps y est souvent pluvieux.

Le congrès internationnal d'hydrologie et de climatologie tenu à Paris du 3 au 10 novembre 1889 a été remarquable par les communications qui intéressent l'étude que nous nous sommes proposée.

Les vents qui soufflent le plus souvent à Salies sont les vents d'Ouest : ils viennent de la mer, ce qui n'est pas à dédaigner, car s'ils apportent des pluies, ils sont moins froids que les vents de Nord et de l'Est, et véhiculent moins souvent que les vents de terre des nuées microbiennes. Les vents y sont rares d'ailleurs, comme dans toute la région sous-pyrénéenne. Il est reconnu désormais que les vents du large sont excellents au point de vue de l'assainissement du climat : s'ils couvrent souvent le ciel de nuages, on leur doit cette humidité douce et bienfaisante qui vaut mieux que la sécheresse.

L'ozone est, à Salies, moins abondant qu'à Biarritz, mais il l'est relativement plus que dans les stations avancées dans l'intérieur du pays. Or, l'ozone paraît avoir une action microbicide en même temps qu'il stimule les combustions organiques : ne serait-ce pas là l'une des causes pour lesquelles les vignes des Basses-Pyrénées sont encore restées absolument indemnes du phylloxera ? Aussi ces coteaux du Béarn produisent-ils, comme du temps de Henri IV, des vins excellents et justement recherchés, et sont-ils fertiles en fruits d'automne particulièrement exquis.

Quant à *l'humidité* atmosphérique MM. Chiais de Menton et de Valcourt ont démontré que l'air sec est nuisible tandis que l'air chargé d'une certaine proportion de vapeur d'eau est doux et n'expose pas aux accidents morbides *a frigore*. La couche de vapeur d'eau qui couvre le globe terrestre y emmagasine et y garde du calorique solaire, comme sous un manteau, à l'abri duquel se trouvent placés tout particulièrement les malades qui viennent à Salies.

Pour compléter cet aperçu du climat de Salies, j'ajouterai quelques chiffres qui achèveront de renseigner le lecteur.

Moyennes des Températures et des Pluies mensuelles relevées à Salies.

Janvier.	Février.	Mars.	Avril.	Mai.	Juin.	Juillet.	Août.	Sept.	Oct.	Nov.	Déc.
6°99	11°31	12°13	14°96	19°10	21°62	24°93	24°35	19°87	14°95	11°06	7°77
MOYENNES DES JOURS DE PLUIE (Fractions négligées).											
8	10	11	17	14	12	10	6	8	12	13	11
MOYENNES DES CHUTES DE PLUIE MENSUELLES (En millimètres. — Fractions négligées).											
72	98	78	158	85	104	64	42	96	95	123	146

J'emprunte enfin au *Bulletin de la société de climatologie Pyrénéenne* l'extrait suivant d'un tableau qui permettra de comparer, aux différentes saisons, la température et l'état hygrométrique de l'air à Biarritz, c'est-à-dire au niveau de la mer, — à Nice et Bagnère de Bigorre, c'est-à-dire à des altitudes se rapprochant des stations pré-alpines, — enfin dans des altitudes intermédiaires aux deux autres, comme Paris, Pau et Salies-de-Béarn.

ANNÉE MÉTÉOROLOGIQUE 1888-1889

(Du 1er Décembre 1888 au 30 Novembre 1889).

OBSERVATIONS PRINCIPALES		SAISONS	Biarritz 11 m.	Paris 49 m.	Salies-de-Béarn 60 m.	Pau 160 m.	Nice 340 m.	Bagnère de Bigorre 550 m.
TEMPÉRATURE MOYENNE (thermom. centigr.)	Maxima.	Hiver . .	11.0	5.5	10.3	10.3	11.2	8.6
		Printemps.	14.8	14.3	15.7	18.7	15.6	13.0
		Été . . .	23.6	24.5	24.3	28.8	26.0	21.9
		Automne .	19.3	14.8	22.8	18.2	18.7	17.2
	Minima.	Hiver . .	4.3	1.1	—0.7	—0.7	3.1	—0.7
		Printemps.	8.6	5.1	7.5	7.0	7.2	3.9
		Été . . .	16.0	12.5	14.1	13.3	14.9	12.4
		Automne .	12.0	5.9	10.3	6.5	10.1	7.3
HYGROMÉTRIE (moyenne)	Maxima.	Hiver . .	84	»	90	»	»	»
		Printemps.	79	»	84	»	»	»
		Été . . .	85	»	80	»	»	»
		Automne .	85	»	79	»	»	»
	Minima.	Hiver . .	65	»	77	»	»	»
		Printemps.	59	»	70	»	»	»
		Été . . .	66	»	63	»	»	»
		Automne .	59	»	66	»	»	»

Il importe d'ajouter aux conditions climatériques que Salies doit à sa situation météorologique, sa spécialité d'être bâtie au fond d'un bassin salifère : cette disposition ajoute à l'air qu'on y respire une notable quantité de chlorures et même de bromures et d'iodures qui proviennent des eaux salées répandues de divers côtés. J'insiste sur ce point, car il est évident que dans le sang de l'homme qui respire à Salies il entre, par la respiration et l'absorption pulmonaire, une sérieuse quantité de ces sels si importants à la santé.

Les sels dont il s'agit proviennent des sources multiples. D'abord, sur toute la surface de la plaine où est bâtie la vieille ville, on trouve l'eau salée à des profondeurs variant de 1 à 8 mètres.

Il y a des émergences à la surface du sol dans une foule d'endroits, notamment au Bayàa, à la place du Temple, à la place du Griffon, à la Saline, à la maison Danty, etc.

De plus, les eaux d'Oràas sont amenées dans deux bassins ou grands réservoirs placés l'un près de la gare, l'autre dans le parc de la compagnie fermière. — Une importante quantité de chlorures, bromures et iodures s'échappent, en outre, à longue année, avec l'eau condensée, au-dessus des cuves à évaporation de la Saline. Dans l'établissement des bains, est également mêlée à l'atmosphère, par le maniement des eaux salées (douches, bains), une notable quantité de sels. Enfin, l'air reçoit des sels des eaux salées qui, après avoir été utilisées médicalement, sont, par prescription de l'administration de la Régie, conduites au Saleys voisin, dans le lit duquel elles se dénaturent au contact de l'eau de ce ruisseau.

De ces diverses conditions, résulte dans l'atmosphère de Salies la présence d'émanations salées constantes qui se manifeste surtout par l'oxydation très rapide de tous les métaux que l'on expose à l'air libre, sur un point quelconque de la ville.

Les malades qui viennent à Salies, qu'ils prennent ou non des bains, absorbent donc constamment des sels chlorurés, bromo-iodurés par les voies respiratoires. Dans le bain, on en absorbe également, par la respiration des vapeurs qui s'en dégagent, et, sous la douche, par celle de l'eau salée qui est pulvérisée dans sa chute.

L'organisation d'une salle d'inhalations serait aussi facile qu'utile, pour compléter les moyens de traitement.

Si l'on ajoute les sels absorbés par la peau, pendant le bain, la douche et les applications de compresses imbibées d'eaux-mères, et de plus ceux qui pénètrent avec les aliments et les boissons par le tube digestif, on arrive à concevoir comment l'absorption de ces sels est inévitable, constante et considérable pour tout malade qui respire, boit, mange et se baigne dans ce pays du sel.

Je ne dirai qu'un mot des *excursions* faciles, pittoresques et saines qui s'offrent aux baigneurs, quand il leur est possible de marcher ou de se faire transporter en voiture. A moins de descendre vers Bayonne, on ne peut sortir de Salies sans s'élever vers quelques sommets ; mais ce ne sont nulle part des pics ni des monts escarpés. Les pentes sont aussi douces que le climat. Les malades peuvent donc promener facilement soit à pied, soit bercés par l'agréable mouvement des landaus qui les emportent en plein air, au milieu d'une atmosphère tiède et vivifiante, vers Sauveterre, Peyrehorade, Orthez, Rivehaute, Mauléon, Saint-Palais, etc., etc. Ces excursions impriment une activité plus grande à la respiration, à la circulation sanguine, aux échanges nutritifs et aux diverses fonctions.

Pour tant de motifs, je n'ai pas hésité à placer le climat de Salies, après ses Eaux minérales, comme constituant l'un des auxiliaires principaux dans l'action thérapeutique qu'on vient demander à cette station.

L'*hivernage* est des plus recherchés dans le sud-ouest de la région Pyrénéenne : tout le monde sait quels doux hivers les gens frileux et délicats rencontrent à Pau, Biarritz, Arcachon, etc... Salies-de-Béarn rivalise sans conteste avec ces localités.

Cette station offre, en même temps que son climat doux et tempéré, un excellent abri contre les vents froids du Nord et de l'Est. La température moyenne y est encore de près de 15 degrés centigrades au mois d'octobre, de plus de 11 degrés en novembre, de près de 8 degrés en décembre et de 7 en janvier. Les arbres sont encore parés de feuilles et de verdure au mois de décembre, tandis que, en plein air et en pleine terre, *les Mimosas* (le Mimosa dealbata jaune de Cannes) vivent et prospèrent à Salies. Dès la fin de décembre, leurs bourgeons s'ouvrent, se développent et les fleurs ne cessent de couvrir ces plantes arborescentes depuis janvier jusqu'à la fin d'avril. Cette végétation hivernale du Mimosa dealbata ne se voit ni à Marseille, ni à Carcassonne ; elle est aussi facile et aussi belle à Salies-de-Béarn qu'à Nice, Cannes et Biarritz.

Cette végétation n'est-elle pas la preuve la plus certaine, la plus évidente de la douceur des hivers à Salies, et ne démontre-t-elle pas tout l'avenir encore réservé, sous ce rapport, à cette station ?

Les arthritiques, les scrofuleux, les lymphatiques, les anémiques, etc..., malades qui redoutent les frimats, ont besoin, pendant l'automne et l'hiver, de soleil, de chaleur douce et un peu humide, sans variations brusques de température. Quand « une cité à la campagne, » c'est-à-dire une petite ville bâtie au milieu de coteaux verdoyants et ensoleillés, joint à ce climat précieux les trésors thérapeutiques d'eaux minérales aussi puissantes que celles de Salies, cette station est évidemment destinée à devenir un centre d'hivernage vraiment unique pour les malades que je citais tout à l'heure.

Sans doute, pour hiverner à Salies, il faudrait localement bien des améliorations ; mais les hommes et les sociétés qu'ils forment ne sont-ils pas toujours et indéfiniment perfectibles? Que les galeries et les cabines de bains soient chauffées d'une manière convenable et égale ; que, un jour venant, la municipalité, la Société de la Fontaine salée, la Société fermière ou des entreprises privées édifient, dans une bonne exposition en plein midi, une vaste galerie vitrée, aérée et disposée en un confortable jardin d'hiver; que, dans les habitations, on ajoute le confort nécessaire à l'hivernage, et Salies deviendra sans tarder une station aussi fréquentée durant l'hiver que pendant le reste de l'année.

Les malades dont je parlais plus haut sont atteints d'affections chroniques et leur nutrition est ralentie ; c'est pour eux surtout que les réclusions forcées de l'hiver sont pernicieuses. Leur peau a plus besoin que celle de qui que ce soit de fonctionner activement; et, pendant les six mois de mauvais temps, ils vont cependant être contraints de vivre sans prendre l'exercice, les bains nombreux et les douches, si utiles à leur santé.

Aussi ne faut-il pas s'étonner de voir des malades qui, venus à Salies, au printemps, sans pouvoir marcher, et partis à l'automne presque forts, vigoureux et ingambes, être repris de leurs douleurs et de leurs infirmités quand l'hiver les ressaisit. Le froid les engourdit et les confine de nouveau au coin de leur feu, au fond de chambres sans air ni soleil de maisons bâties dans les rues d'une ville malsaine et exposée aux rigueurs d'un ciel froid, et d'un rude climat.

Que ces malades, au contraire, hivernent à Salies, qu'ils puissent y conserver les heureuses améliorations acquises par une ou deux premières cures, et peu à peu on les verra se rétablir complètement. Par cet hivernage près de la source salée, ils auront avec tenacité continué d'assoupir, et fait taire les actes de leurs prédispositions morbides.

On peut sans doute guérir une maladie aiguë en quelques jours. Une maladie chronique demande nécessairement un traitement sagement prolongé, si l'on veut effacer et réparer des désordres parfois profonds et accumulés depuis trop longtemps.

III. — LA VIE SÉDATIVE A SALIES

Si je n'étais pas certain qu'à Salies les malades bénéficient très souvent de la vie sédative qu'on y mène, je n'aurais pas eu la pensée de signaler ce point de vue qui ne me paraît pas sans valeur. Que de malades viennent à Salies après avoir lutté pour l'existence : les uns ont subi de bonne heure la maladie constitutionnelle qui les a minés par ses manifestations chroniques ; les autres, plus résistants, ont usé, abusé même de leurs forces dans les excès les plus divers. Ceux-ci ont fléchi sous le poids des préoccupations de la vie des affaires industrielles et autres, ceux-là sous celui d'une existence trop dépensée au milieu d'études et de travaux intellectuels incessants ; d'autres se sont peu à peu affaissés à la suite des veilles nombreuses et fatigantes auxquelles les ont soumis les nécessités de la vie mondaine, dans les grandes cités.

Ces malades sont en général impressionnables à l'excès, leur sensibilité et même leur excitabilité motrice sont très développées ; ce sont souvent des surmenés, victimes d'une vie trop intensive, au cours de laquelle ils ont vécu en réalité deux vies en une seule. Aussi cette excitabilité nerveuse se trouve-t-elle liée chez ces malades à un ralentissement notable de la nutrition générale, à de l'anémie et à toutes les conséquences de ces états morbides. En général ils ne dorment pas, ou dorment peu et mal.

S'il faut tonifier ces malades, il faut en même temps calmer en eux ce qui doit l'être. A Salies-de-Béarn, non seulement les eaux minérales ont ce double effet, mais leur action tempérante est encore augmentée par l'influence de la *vie sédative* que la nature impose aux habitants et aux hôtes de cette contrée.

Cette vie sédative reconnaît plusieurs causes.

C'est d'abord le climat, comme nous venons de le voir : doux et tempéré, tiède et un peu humide, à l'abri des vents du Sud dont les Pyrénées le garantissent, et des vents du Nord et de l'Est, ce climat n'excite jamais par l'atmosphère qu'on y respire. Que de malades, au bord de la mer, trop excités par la vivacité de l'air marin, y perdent le sommeil et deviennent irritables ! A Salies au contraire les insomnies disparaissent vite : l'on y dort beaucoup.

Sans doute les eaux salées excitent vivement la peau, et par elle le système nerveux ; mais, chose singulière au premier abord, cette excitation nerveuse qui se traduit surtout par une sensation douloureuse de courbature dans les membres et s'accompagne d'insomnie et d'agitation pendant les premiers jours de la cure, fait place sans tarder à un sommeil calme et prolongé. Cet effet est encore plus rapidement accusé quand on ajoute les eaux-mères aux bains, c'est-à-dire quand on y joint ces doses considérables de Bromures.

De plus, à Salies *on ne veille pas*. Point de bals hebdomadaires, de soirées théâtrales se prolongeant dans la nuit, de salles de jeux où les fatigués, les anémiques, les névrosés, les surmenés de la vie des cités retrouveraient mal à propos les occasions qu'ils ont eu la sagesse de fuir en venant demander au calme d'une vie paisible et sédative sommeil, force et santé. Donc à Salies on se couche forcément de bonne heure, on repose mieux, et l'on se lève tout naturellement plus tôt et plus facilement : tout cela n'est-ce pas le retour à la vie normale ?

C'est pourquoi je suis impartialement convaincu qu'il ne faut rien faire pour détruire ces conditions de vie sédative qui viennent si heureusement apporter leur appoint à titre d'agents secondaires mais sérieux de la cure de Salies. Je suis loin de repousser les distractions pour nos malades : j'estime trop, dans les maladies chroniques, l'importance d'un moral soutenu par une disposition joyeuse pour ne pas demander ce qui peut détendre les facultés psychiques et l'organe qui leur sert de support. Mais l'excès en tout est un défaut : que les malades puissent trouver, chaque jour ou plusieurs fois par semaine, le moyen d'entendre de bonne musique (orchestre ou fanfare), d'écouter de temps en temps les chants harmonieux des montagnards béarnais, si remarquablement rendus par l'orphéon de Salies; qu'à l'occasion, ils assistent à un spectacle court, dans la journée, à une fête d'été... rien de mieux, et je suis loin d'y contredire. Mais nos malades ne viennent à Salies ni pour danser ni pour veiller.

On me pardonnera cette digression : je ne me la serais pas permise si je ne m'y étais laissé conduire par une pensée toute médicale, dans le seul intérêt des malades.

IV. — MASSAGE ET MOUVEMENTS

Il n'y a rien de nouveau sous le soleil. Recommandé par Hippocrate, à Pergame comme à Rome, etc..., plus tard par Ambroise Paré et d'autres médecins, le massage était tombé dans l'oubli, au moins dans notre pays où on l'abandonnait aux mains des rebouteurs et des rhabilleurs empiriques. Depuis dix ans, les études de physiologie, d'anatomie et de pathologie ont rendu à ce moyen thérapeutique l'estime qu'il mérite à juste titre.

Je ne veux ici qu'indiquer les avantages très importants que nous obtenons du massage à titre d'adjuvant de la cure par les Eaux de Salies. Son action, on le sait, est complexe : elle se traduit par des effets mécaniques, thermiques et électriques. Il provoque des phénomènes physiologiques prouvés désormais par l'expérimentation la plus scientifique : je veux seulement citer son action sur les systèmes nerveux, musculaires et vasculaires (sanguins et lymphatiques), sans parler de l'influence qu'il ne peut manquer d'exercer sur les éléments cellulaires des diverses parties du corps.

Le massage vient donc, quand il est indiqué, activer encore les fonctions physiologiques et provoquer une réaction heureuse au sein des tissus dont la vie est allanguie. C'est un moyen révulsif, en même temps qu'il est très puissant pour hâter la résorption des exsudats inflammatoires chroniques dont les éléments peuvent ainsi, sans danger, rentrer dans le torrent circulatoire afin d'être éliminés.

Je dois ajouter qu'à Salies sa pratique y est exécutée par des mains aussi habiles qu'expérimentées.

II

COMMENT SALIES RÉPOND AUX INDICATIONS THÉRAPEUTIQUES DES MALADIES ET AFFECTIONS CHRONIQUES ET DE LEURS COMPLICATIONS MICROBIENNES

I. — LE CORPS HUMAIN ET LES EAUX MINÉRALES DE SALIES

Nous savons que cet « *animal raisonnable* » qu'on appelle l'homme est un composé de substance matérielle et de substance immatérielle intimement unies pour constituer l'organisme vivant qui fait l'objet de nos études. Nous avons vu que les forces de la matière ne cessent pas, dans l'homme vivant, d'agir sur la substance matérielle de ce composé, mais qu'elles y sont soumises, subordonnées à la force vitale qui leur est supérieure et les y régit. Nous savons enfin que cette force supérieure a besoin, pour manifester son activité, de choisir et de préparer afin de la vitaliser, la matière qui va lui servir de support.

Cette matière d'élite subit immédiatement le mouvement nutritif, premier acte, et phénomène indispensable du composé humain. Sous nos yeux, cette matière est transformée, élevée parfois à l'organisation la plus complexe, absorbée, assimilée, oxydée ou réduite ; elle sert, dans l'élément anatomique, à nourrir cet élément et à fournir les conditions de sa fonction. C'est pour cela qu'elle s'y fixe pour un temps variable, puis en sort désassimilée pour être rejetée, après certaines transformations, dans le monde extérieur. Cette substance corporelle, qui circule en nous et sert à notre vie, nous est tangible et le creuset du chimiste l'a décomposée ; nous la connaissons donc, et c'est cette matière humaine dont il m'a paru intéressant de prendre l'analyse pour la placer en regard de celle des Eaux minérales de Salies-de-Béarn.

Analyse comparative des Corps simples qui entrent dans la constitution du Corps humain et des Eaux minérales de Salies.

CORPS SIMPLES ENTRANT DANS LA CONSTITUTION DU CORPS HUMAIN (D'après le Professeur H. BEAUNIS, 1888)		CORPS SIMPLES ENTRANT DANS LA CONSTITUTION DES EAUX DE SALIES (D'après M. WILM, 1889)
Hydrogène	Tous les tissus; tous les liquides	Hydrogène.
Carbone	Idem. idem.	Carbone.
Azote	Beaucoup de tissus; en solution dans liquides	Azote.
Oxygène	Tous les tissus; en solution dans liquides.	Oxygène.
Soufre	Albuminoïdes; sang; suc des tissus; sécrétions	Soufre.
Phosphore	Sang; subst. nerveuse; os; dents; liquides	. . . Rubidium.
Fluor	Os; dents; sang	. . . Aluminium.
Chlore	Tous les tissus; tous les liquides	Chlore.
Silicium	Cheveux; sang; bile; urine; épiderme; os; salive	Silicium.
Sodium	Sang; toutes les sécrétions; suc de tous tissus; tous les liquides	Sodium.
Potassium	Muscles; glob. rouges; subst. nerveuse; glandes; foie; sécrétions; lait	Potassium.
Calcium	Tous les organes; os; dents; tous les liquides	Calcium.
Magnésium	Accompagne le calcium	Magnésium.
Lithium	Muscles; sang; lait	Lithium.
Fer	Mat. colorante du sang; bile; urine; chyle, lymphe; sueur; lait	Fer.
Manganèse	Accompagne le fer	Manganèse (Orâas).
Cuivre	Foie; bile	. . . . .
Plomb	Accompagne le cuivre	. . . . .
Brome	(Signalé par M. A. GAUTIER)	Brome.
Iode	Idem.	Iode.
TOTAL : **20 corps simples** qui **tous**, à l'exception du Phosphore, du Fluor, du Plomb et du Cuivre, se retrouvent dans l'Eau de Salies.		TOTAL : **18 corps simples** qui **tous**, à l'exception du Rubidium et de l'Aluminium, se retrouvent dans le corps humain.

Le résultat saisissant de ce tableau comparatif n'a besoin d'aucun commentaire. Il prouve qu'il n'y a peut-être pas, dans le monde inorganique qui nous fournit la matière dont nous sommes pétris, un seul mélange naturel présentant, au même degré que les Eaux de Salies-de-Béarn, la presque totalité des substances matérielles nécessaires à l'entretien de notre vie. Les malades trouvent donc à Salies une eau qui offre à leurs organismes malades SEIZE DES VINGT CORPS SIMPLES dont ils ont absolument besoin pour vivre en bonne santé.

II. — COMMENT L'HOMME SE GUÉRIT

Nous savons comment l'homme devient malade, à l'occasion des causes morbides, que ces causes proviennent de l'extérieur ou de lui-même. Nous avons étudié les circonstances permanentes qui le laissent subir l'action de ces causes et l'empêchent de produire l'effort suffisant pour se guérir ; nous avons accusé ces circonstances d'entretenir la persistance de cette union défectueuse, pervertie, des deux substances constitutives du composé humain, c'est-à-dire l'état chronique des maladies.

Nous avons suivi les phénomènes pathologiques, leur enchaînement, et nous avons cherché à en pénétrer la pathogénie ; puis nous avons observé et constaté que les Eaux de Salies, aidées du climat et de la vie sédative de cette station thermale, amélioraient presque toujours, et guérissaient très souvent les malades bien adressés.

Il serait plus vrai de dire que ce sont les malades qui se guérissent eux-mêmes, spontanément ou à l'occasion des agents thérapeutiques qui leur sont offerts.

La maladie, en effet, n'est pas plus un état anormal de l'âme humaine qu'elle n'est celui de la matière corporelle, prises séparément. La maladie est un état anormal du composé humain tout entier, caractérisé par un ensemble de symptômes et de lésions, soumis à une évolution déterminée, au cours de laquelle le composé vivant subit les causes morbides et tend naturellement à réagir contre elles en vue de sa guérison.

Il importe, par conséquent, pour que l'homme malade se

guérisse, qu'on éloigne d'abord, si c'est possible, les causes morbides. Il faut qu'on lui fournisse en même temps tous les éléments matériels dont il peut avoir besoin pour réparer les altérations que ces tissus ont subies.

Il faut, d'autre part, accumuler autour de l'homme malade, selon les données de l'expérience et de la raison, toutes les conditions susceptibles de provoquer une union meilleure, une compénétration plus intime, plus étroite et mieux coordonnée des deux substances immatérielle et matérielle qui le constituent. L'étude patiente de ces conditions permet au médecin, en même temps qu'il saisit les désordres de l'organisme, leurs causes et leurs conséquences, de recueillir les indications qui vont le diriger dans l'intervention médicatrice qui lui est si spécialement réservée en face des maladies chroniques.

A travers le cortège en apparence inextricable des symptômes et des lésions présentés par le malade, le médecin voit ainsi clairement les points les plus menacés ; il reconnaît les efforts curateurs que l'organisme a tentés déjà et observe ceux qu'il fait encore malgré son impuissance. Il donne son attention spéciale aux causes permanentes de cette chronicité, et, avec d'autant plus de sûreté qu'il a mieux observé et s'est plus logiquement décidé, il se détermine à venir au secours de la nature, c'est-à-dire du malade qui lutte, mais en vain.

« *Quo natura vergit eo ducendum* », incliner la nature où elle tend, tel est le rôle principal du médecin, et les agents de la thérapeutique ne sont dans nos mains que les moyens de le remplir.

Dans les maladies réputées incurables, si l'on peut s'avouer vaincu parce que tous les efforts de la médecine ont été vains devant les « répugnances de la nature » ; si, jusqu'à nouvel ordre, on peut dire : « *Natura repugnante omnia vana,* » — dans la plupart des maladies chroniques, l'intervention médicale s'impose, l'organisme étant impuissant à l'accomplissement spontané de ces actes curateurs. Cette intervention médicale repose toute entière sur la double question de savoir :

1° Dans quel sens il faut incliner l'homme malade ;

2° Quels sont les meilleurs moyens d'y parvenir.

L'homme en effet, dans les maladies *chroniques*, *ne peut réagir spontanément* contre ses causes morbides, il *ne peut se guérir seul;* il faut à tout prix que la médecine rompe les entraves qui le retiennent, et restitue à chaque appareil, à chaque organe, à chaque élément anatomique, c'est-à-dire à l'homme tout entier, les conditions de cette énergie vitale qui va suffire ensuite pour qu'il se guérisse lui-même.

La question de milieu se pose donc tout d'abord pour nos malades.

La question de milieu pour les êtres vivants est soumise à une loi rigoureuse que vérifient tous les jours les observations faites du sommet à la base de l'échelle, depuis l'homme jusqu'au plus infime microbe ; cette loi, la voici : « La composition du milieu a une telle influence sur l'existence des êtres que ses moindres altérations troublent les actes de leur vie. »

Tout le monde connaît par quelles ingénieuses expériences M. Raulin a démontré cette loi pour l'aspergillus niger. Ce végétal n'a pas besoin de moins de douze substances réunies dans des proportions constantes pour vivre, se développer et se reproduire ; il lui faut en outre une température de 35° et un air humide convenablement renouvelé. Retranche-t-on à ce milieu l'un de ses éléments chimiques, le sulfate de zinc par exemple, qui n'est là que dans des proportions infinitésimales, — la plante s'appauvrit et meurt. De même si l'on ajoute à ce milieu une dose même infinitésimale de liquide toxique, cette modification suffit à suspendre la végétation : un seize cent millième de nitrate d'argent dans le milieu liquide de culture arrête brusquement la végétation de l'aspergillus.

Cette loi de la vie prouve combien il importe à la santé de l'homme qu'il vive dans le milieu naturel et parfait qui lui est nécessaire ; elle prouve en second lieu qu'un des meilleurs moyens de rendre la santé à l'homme malade, c'est d'abord de l'entourer des éléments nécessaires à ses réparations, puis de l'inciter au retour physiologique de tous ses actes, en calmant en lui ce qui est excité, en excitant ce qui est engourdi.

J'ose dire que les médications appliquées à Salies-de-Béarn sont faites pour répondre à ces indications générales. Si les faits d'observation l'ont démontré dans notre première partie, je veux tenter, en terminant, de contribuer à le prouver scientifiquement.

III. — COMMENT SALIES RÉPOND AUX INDICATIONS DES MALADIES QUI EN SONT JUSTICIABLES

L'indication est un motif d'action : c'est la règle qui permet de prescrire telle médication dans un cas donné de maladie. La thérapeutique ainsi comprise ne peut plus s'égarer dans le fantaisisme de l'hypothèse gratuite ; elle ne ferme pas pour cela les yeux sur les découvertes utiles que fournit parfois la seule expérience, et ces découvertes, elle les accepte loyalement, même quand elle ne les comprend pas du premier coup : elles sont utiles aux malades, cela suffit. Aux indications thérapeutiques nous répondons par l'association variable de certaines catégories d'agents thérapeutiques : ce sont les médications.

1° *Indications thérapeutiques générales.*

Chemin faisant, nous avons vu, dans la première partie de cette étude, comment Salies répond aux *indications générales* des maladies qui en sont justiciables ; je n'ai pas besoin d'y revenir, il suffit de les mentionner ici.

Salies répond par ses divers agents thérapeutiques aux indications générales suivantes :

Empêcher les prédispositions morbides d'entrer en acte (*médication prophylactique*).

Fortifier la constitution et modifier les tempéraments des malades ou des prédisposés (*médication à la fois prophylactique et curative*).

Régulariser les réactions nerveuses ;

Arrêter les désordres de la nutrition générale ;

Rétablir la nutrition et la fonction dans les localisations morbides ;

Prévenir et combattre les microbes pathogènes et leurs effets (*médication curative*).

Ces indications générales déterminent donc le choix de médications à la fois prophylactiques, palliatives et curatives.

Une dernière indication est plus spécifiquement remplie par la médication *hydrominérale de Salies,* en ce sens qu'elle apporte à l'organisme malade à peu près tous les éléments matériels dont il a besoin pour accomplir ses réparations. Il suffit de jeter les yeux sur le tableau comparatif qui précède pour se convaincre de cette vérité. Je n'ai pas la pensée de chercher à suivre à travers le corps humain chacun des corps simples fournis par les eaux de Salies ; je ne veux arrêter l'attention que sur deux catégories des plus importants sels de Salies, sans, pour ce motif, refuser à ceux qui leur sont associés leur part d'action thérapeutique. Je ne crois pas en effet que ces combinaisons, ces mélanges des dix-huit corps simples que l'eau du Bayàa et d'Oràas fournit soient produits au hasard ; évidemment une loi naturelle a réglé la composition remarquable de ces eaux, et j'estime qu'aucune des lois naturelles n'a été décrétée sans que l'homme en ait été le but plus ou moins éloigné.

Si l'action des Eaux de Salies est très complexe, si le médecin peut en obtenir des effets aussi nombreux que divers en variant leurs doses, leur composition, leur mode d'administration, cela tient à la complexité même de leur constitution élémentaire. Les actes curateurs que les sels de Salies, pris isolément, ne sauraient provoquer au sein de l'homme malade, les sels de Salies, associés en des proportions spéciales, les provoqueront. C'est là l'un des secrets de leur incomparable puissance.

Mais revenons aux deux catégories de sels dont, pour cette fois, je dois signaler les propriétés.

Ce sont d'une part les *Chlorures,* et d'autre part les *Bromures.*

Je ne m'attarde pas à discuter la vieille question de l'absorption ou de la non-absorption, par la peau, des substances contenues dans l'eau d'un bain. A Salies, il n'y a pas un doute : les expériences le prouvent surabondamment, les malades *absorbent en quantités notables les sels des eaux minérales.* Ils les absorbent par la peau, par les muqueuses respiratoire et digestive, c'est incontestable. L'abondance très grande des chlorures, dans les urines des baigneurs, et des bromures en certains cas, prouve qu'il s'établit à travers leur organisme, pendant la cure, une circulation très active de ces sels ; ce fait explique bien des effets thérapeutiques. D'ailleurs il est prouvé expérimentalement que l'eau salée pénètre d'autant mieux à travers nos membranes que la solution saline est plus concentrée et plus chaude.

Le *chlorure de sodium* est le sel le plus abondant du corps humain.

Il s'y décompose sur plusieurs points : ici, pour abandonner du chlore au potassium et donner les chlorures de potassium dont les globules rouges et la fibre musculaire ont besoin ; là, pour fournir la soude au sang, à la bile, aux urines, aux sécrétions. Dans les glandes de l'estomac, il donne une partie de son chlore à l'acide chlorhydrique, élément principal et nécessaire du suc gastrique. Il fournit la soude des savons organiques, des urates, des oxalates, etc.

D'autre part, le chlorure de sodium demeure fixe dans sa constitution chimique et, sans se décomposer, *traverse ainsi tous les liquides, tous les tissus, tous les organes de l'homme,* au sein desquels il circule sans jamais perdre ses proportions quantitatives : *deux cents grammes par homme.*

L'homme ne peut donc continuer à vivre longtemps, s'il n'a 200 grammes de chlorure de sodium dans son économie. Les *grenouilles salées,* nous l'avons vu, peuvent même vivre quelque temps, bien qu'on leur ait enlevé tout leur sang, pourvu qu'on l'ait remplacé par une quantité égale d'une solution de sel marin. Si l'homme est malade, surtout s'il l'est chroniquement, il conserve par conséquent, sous peine de mort, ses 200 grammes indispensables de chlorure de sodium; mais s'il ne peut renouveler souvent ce sel dans son organisme, il garde sa provision et en élimine de moins en moins : toutes ses fonctions fléchissent alors à la fois. Suffira-t-il de lui restituer du chlorure de sodium pour le guérir? Non ; l'homme vivant n'est pas une cornue. S'il lui faut du sel, il faut surtout qu'il puisse l'absorber et physiologiquement s'en servir : l'homme est un composé vivant, et ses actes sont vitaux.

Ce qu'*il faut au malade chronique, c'est donc du chlorure de sodium en quantité suffisante, et la puissance de le faire circuler activement* dans son sang, ses solides et ses liquides :

c'est ce à quoi ce sel contribue lui-même, avec ses sels congénères, dans les pratiques hydrothérapiques de Salies.

Le chlorure de sodium doit non seulement *être partout* dans l'organisme, mais il y doit *partout circuler* activement. De cette présence et de cette circulation dépendent en effet des actes vitaux de la plus haute importance. Ici, ce sel joue un rôle de premier ordre dans les phénomènes de la diffusion ; il entraîne avec lui la circulation des autres matériaux à travers la cellule vivante. C'est lui qui fournit l'une des conditions matérielles indispensables pour que la cellule et le globule vivants opèrent avec le sang les échanges intimes de la nutrition.

C'est lui qui favorise ces rapides et intermittentes oxydations auxquelles correspond la fonction cellulaire. Quand il a ainsi contribué aux oxydations des graisses, des hydrocarbonés, des albuminoïdes et à la chaleur humaine qui en est la conséquence, il n'abandonne pas encore les produits de ces combustions intra-organiques. Il les véhicule dans sa solution, les entraîne hors des cellules, dans le sang et les autres organes, et assure par sa présence constante leurs transformations ultérieures, jusqu'à ce que les reins ou les glandes sudorales éliminent ces déchets, mais toujours à la faveur de la solution chlorurée sodique qui retourne, avec eux, au sein du monde inorganique.

Il y a plus de vingt ans que Beneke constatait expérimentalement l'augmentation de l'acide carbonique éliminé sous l'influence des bains salés chauds.

Dans le sang, le chlorure de sodium exerce une autre action : il appelle et retient autour de lui son équivalent de diffusion d'eau. Il produit ainsi un état de *dilution du sang* éminemment précieux pour activer la circulation sanguine et lymphatique, et augmenter encore la facilité et la rapidité des échanges intraorganiques. — Il provoque en outre, dans ce sang, l'élimination d'une partie de l'albumine qui, après ses transformations successives, s'y trouve sous forme d'urée ; et à mesure que l'albumine disparaît ainsi, il se substitue à cette substance en quantité équivalente.

Rencontre-t-il ce produit incomplet de l'oxydation des albuminoïdes qu'on appelle l'acide urique, il provoque la transformation plus complète de ce déchet, et augmente l'urée en diminuant cet acide urique, et par conséquent les urates.

Il augmente notablement la quantité des urines, nous l'avons vu, et détermine ainsi de ce côté un courant éliminateur très actif à la faveur duquel ce liquide excrète une plus grande quantité des déchets dont l'accumulation dans l'organisme rend l'homme malade et peut le tuer.

Les substances alimentaires ont besoin de sa présence pour être absorbées : injectez dans le rectum d'un animal de l'albumine sans chlorure de sodium, cette substance n'est pas absorbée ; ajoutez le sel, elle va l'être aussitôt.

Ailleurs, il favorise la diminution de la quantité du sucre libre dans l'organisme, et diminue ainsi les doses de glucose dans les urines des diabétiques. On s'explique ainsi son action thérapeutique vraiment héroïque dans tous les états morbides où la nutrition est ralentie, les fonctions suspendues ou troublées, les surcharges pathologiques et les intoxications par les déchets menaçantes.

Quant aux *Bromures alcalins,* s'ils existent normalement dans l'urine humaine (Rabuteau), on les trouve plus abondants chez les malades qui, à Salies, prennent des bains et des douches, surtout ceux auxquels on prescrit les eaux-mères soit dans les bains, soit en applications locales. Donc les bromures pénètrent eux aussi les organismes malades ; ils y circulent sans s'y décomposer notablement, portent aux éléments du système nerveux leur action sédative, et, quand ils ont accompli leur œuvre thérapeutique, se laissent éliminer avec les urines.

Est-il besoin d'insister davantage ? La lecture du tableau comparatif du corps humain et des eaux de Salies, et les quelques considérations qu'on vient de lire suffisent, ce nous semble, à prouver que si l'homme malade chroniquement a un besoin absolu des sels dont il vient d'être question, les sources du Bayàa et d'Oràas ne les lui refusent pas.

2° *Indications thérapeutiques particulières.*

Je veux jeter, après cet aperçu général, un coup d'œil sur les *indications plus spéciales* présentées par les malades qui viennent à Salies, et indiquer comment les médications qu'on y trouve répondent à ces indications.

1° Les *fonctions cérébrales* présentent chez nos malades des indications variables avec les affections morbides et avec les sujets.

Chez les uns, il y a *surexcitation cérébrale* se manifestant par la suractivité des fonctions psychiques, d'où résulte l'insomnie. — La *médication sédative* qui répond à cette indication hypersthénique est fournie principalement par les eaux-mères, les eaux salées naturelles, le climat et la vie sédative de Salies.

Chez les autres on observe le contraire : il y a *défaillance du système nerveux central,* variant depuis l'asthénie simple jusqu'à l'hyposthénie cérébrale. Ici, il faut une médication capable de stimuler le cerveau, une *médication névrosthénique.* En agissant sur l'innervation périphérique, sur la sensibilité générale de la peau (directement), des muqueuses (directement ou non), ou de quelque autre appareil de la vie organique, les eaux salées naturelles sont les plus puissants agents de cette médication. Les promenades à l'air pur, le massage, la température élevée, l'hydrothérapie ont aussi leur part d'action dans cette thérapeutique.

Se joint-il à cette hyposthénie cérébrale un certain degré d'ataxie, d'excitation ? Y a-t-il, comme on le voit souvent, hyperexcitabilité fonctionnelle unie à la débilité nutritive, les eaux de Salies peuvent être combinées pour fournir ces deux éléments difficiles à concilier dans une médication. Il suffit pour cela d'associer les eaux-mères aux eaux minérales naturelles, et de varier, selon les cas, leurs doses et leur mode d'administration.

2° Les *fonctions médullaires* présentent également des indications variables.

Chez certains malades nous observons une *exagération du pouvoir sensitivo-moteur :* aux deux indications qui en résultent répondent les eaux de Salies et leurs adjuvants.

Est-ce la douleur qui prédomine? — On peut l'attaquer dans les éléments sensitifs de la périphérie ou sensoriels, dans les cordons nerveux sensibles et même dans les centres de perception par la *médication sédative* déjà signalée, par l'action des eaux-mères ou par une vive excitation portée dans le voisinage du point douloureux, agissant par *révulsion* ou par *inhibition.*

Est-ce l'*hyperexcitabilité motrice* qui domine ? Les Bromures alcalins de nos eaux-mères offrent leur précieuse action sur tous les éléments de la chaîne réflexe.

Y a-t-il au contraire *diminution sensitivo-motrice* de la moelle ? — La médication névrosthénique fournie par les bains et les douches salées répond à l'indication. Quant à l'excitation motrice qu'il faut y joindre, on l'obtient soit par l'action directe des eaux salées sur les muscles qu'elles baignent ou qu'elles frappent, soit parce qu'elles agissent d'abord sur la sensibilité cutanée pour se réfléchir sur le mouvement. Les eaux de Salies méritent ainsi le nom d'*agents excitateurs du pouvoir réflexe* (Rabuteau). Le massage est ici particulièrement indiqué.

3° Les *fonctions du grand sympathique* sont fréquemment troublées chez nos malades. L'*hyperexcitabilité* de cette importante partie du système nerveux, soit dans ses aptitudes motrices, soit surtout dans ses aptitudes sensibles, constitue une base d'indications qui se rencontrent à Salies et dont le sens n'est pas toujours facile à déterminer. Les spasmes et les viscéralgies en sont le type principal. Les eaux salées naturelles, par leur action astringente de la peau, par les révulsions cutanées qu'elles produisent, les eaux-mères par leurs bromures et leurs iodures répondent absolument à cette indication.

Si la *neurasthénie du grand sympathique*, beaucoup plus fréquente, trouve dans les mêmes moyens thérapeutiques, des médications qui répondent à une indication cependant opposée, cela tient à ce que les eaux de Salies provoquent d'autres effets qui viennent dans ce cas, couvrir merveilleusement l'indication. Que faut-il en effet ? — Combattre l'inertie ou l'insuffisance fonctionnelle des appareils de la vie organique ? — Nous le savons, les bains et les douches de Salies excitent les fonctions digestives, augmentent la contractilité de l'estomac, activent ses sécrétions (acide chlorhydrique dans le suc gastrique), réveillent sa sensibilité : nous en avons fourni des exemples en parlant des dilatations de l'estomac.

Les eaux de Salies sans qu'on les boive, deviennent ainsi, il n'en faut pas douter, des agents de la *médication eupeptique*. Elles répondent par conséquent à l'hyposthénie du grand sympathique.

Sans quitter cette partie du système nerveux, il convient d'ajouter que, pour les mêmes raisons, les eaux de Salies sont des agents *aphrodisiaques* par leurs bromures, et *emménagogues* par leurs sels d'eau naturelle. Agents d'excitation générale, excito-motrices, selon leurs doses, suivant une élasticité de composition dépendant de la volonté du médecin et d'après leur mode d'application, ces eaux peuvent déterminer ici l'apaisement d'une excitabilité morbide et ailleurs la stimulation de fonctions languissantes. Cela explique en particulier comment les impuissances et les stérilités rebelles disparaissent souvent à la suite des cures de Salies.

4° Les *affections des appareils de la circulation* nous présentent souvent des indications multiples.

Si les *hypérémies chroniques*, les *congestions* appellent une *médication décongestive*, l'action diurétique des bains salés agit dans ce sens en déprimant l'activité cardio-vasculaire. Les effets tempérants et sédatifs, altérants et résolutifs des eaux-mères bromo-iodurées sont aussi très précieux dans ces cas, et on les obtient complètement. Le chlorure de sodium de son côté entraîne, avec la fluidité plus grande du sang, une circulation plus rapide et plus facile des liquides à travers l'économie : les congestions en sont diminuées et ne tardent pas à s'effacer. De son côté l'action révulsive des bains, et surtout des douches salées, décongestionne puissamment les organes hypérémiés.

Les *anémies générales* relèvent de tout ce qui peut provoquer le réveil nutritif. On sait que les eaux de Salies ont cette spécialité bien connue. Quant aux *anémies localisées*, les douches salées, chaudes ou même froides, possèdent toutes les propriétés nécessaires pour congestionner l'organe anémié : ne se rappelle-t-on pas le froid aux pieds ? En somme, dans les anémies, les eaux de Salies déterminent une stimulation nutritive et fonctionnelle générale ou locale parce qu'elles sont des agents toniques et excitants, quand on les applique d'une certaine manière.

Contre les *hémorrhagies* et les *flux*, les eaux salées exercent des actions multiples. D'abord on le sait, elles sont agents de la *médication astringente* puisqu'elles resserrent fortement les 16,000 centimètres carrés de la peau. De plus elles actionnent les fibres musculaires lisses et les capillaires innombrables de cette vaste surface, et par les reflexes elles étendent cette action sur tout le système musculaire lisse et vasculaire. Elles restreignent donc le calibre des vaisseaux capillaires et diminuent les sécrétions exagérées, directement pour la peau, indirectement pour les muqueuses. C'est ainsi qu'elles répriment les tendances hémorrhagiques de la muqueuse utérine, qu'elles atténuent la vascularité des corps fibreux, leurs hypérémies périphériques et qu'elles modèrent les flux muqueux du nez, des oreilles, de l'utérus et du vagin. J'ajoute que cette action astringente trouve un heureux auxiliaire dans le repos de corps et d'esprit que le milieu calme et l'air pur de Salies favorisent singulièrement.

Les eaux salées ont en outre sur le flux une action directe en modifiant la nutrition de la peau, des muqueuses ou des glandes d'où s'échappent ces écoulements. Nous savons, à ce sujet les effets précieux que nous donnent les applications locales de l'eau minérale (douches nasales, injections, etc.).

Quant aux *diminutions* des flux excréteurs, fréquentes dans les maladies chroniques, nous avons vu avec quelle puissance les bains salés chauds déterminent en particulier le retour physiologique de l'important flux urinaire ; je ne veux y revenir que pour indiquer que les eaux chlorurées sodiques agissent ici de plusieurs manières. *Diurétiques dialytiques,* elles provoquent la diurèse en modifiant par leur chlorure de sodium le sang, les liquides de l'économie, et en particulier les éléments glandulaires du rein dont ce sel active les fonctions en les traversant. *Diurétiques mécaniques*, elles provoquent la diurèse en modifiant la tension vasculaire dans la circulation capillaire du rein, agissant cette fois par les éléments nervo-musculaires de cette glande.

5° Les *hyperplasies*, c'est-à-dire certaines productions ou néoplasmes homœomorphes telles que les fibro-myômes, les hypertrophies ganglionnaires sont, nous l'avons vu, souvent améliorées sinon guéries à Salies. L'action hypotrophique des eaux salées et des eaux-mères est ici particulièrement complexe. Non seulement elles agissent comme altérantes, résolutives, fondantes ; mais elles modifient la nutrition, la circulation et l'innervation des tissus hyperplasiés, elles amènent ainsi une dénutrition locale, alors même qu'elles relèvent par ailleurs la nutrition générale.

6° *Quant aux états morbides hypotrophiques,* l'appauvrissement nutritif général ou local, les déchéances organiques et les tendances dégénératives relèvent évidemment d'une *médication tonique* dont les eaux de Salies sont à tant de titres l'un des agents les plus puissants.

7° Les *inflammations chroniques* indiquent les médications décongestive, tempérante et stimulante à la fois, analgésique et même spoliative (par les urines) ; de plus, il faut exercer sur les tissus enflammés chroniquement une action altérante et résolutive, révulsive et substitutive. Nous venons de voir qu'il est possible au médecin de retirer ces effets multiples des eaux-mères et de l'eau chlorurée sodique, à la condition qu'il sache profiter de leur élasticité de composition et de leurs divers modes d'administration.

8° *L'arthritis* trouve dans la station thermale de Salies-de-Béarn des médications qui répondent admirablement à ces indications. Que faut-il pour modifier et guérir les arthritiques ? — Les calmer ? Les eaux-mères sont là. — Favoriser leurs oxydations intra-organiques ? Le chlorure de sodium ne manque pas. — Exciter les organes d'éliminations ? Les eaux salées ne tardent pas à éclaircir les urines, en diminuant l'acide urique et les urates, et en augmentant l'urée en même temps que la quantité des urines. Enfin, quand les arthritiques sont atteints depuis longtemps d'affections chroniques qui les ont affaiblis et anémiés, les eaux de Salies, son climat, ses excursions en voiture, le massage, la vie calme et saine qu'on y mène excellent à tonifier et à remonter ces malades.

9° *La scrofule* trouve enfin à Salies, plus que toute autre maladie, la médication complexe et puissante que réclame si impérieusement la déchéance nutritive à tendance regressive qu'elle inflige aux malheureux qui en subissent les atteintes. Les éléments lymphatiques se resserrent de toutes parts sous l'action astringente et stimulante des bains salés ; les muqueuses se modifient et tarissent leurs flux pathologiques ; les congestions liées à une atonie profonde et rebelle disparaissent à mesure que l'organisme se réveille et fonctionne.

A l'action excitante générale de l'eau minérale naturelle se joint au besoin l'action sédative et résolutive des eaux-mères; le brôme et l'iode jouent ici leur rôle bien connu. Enfin, l'hydrothérapie salée révulse au besoin; elle stimule la nutrition générale et la nutrition locale.

Qu'un scrofuleux respire de l'air pur, que sa peau fonctionne activement, qu'il soit bien nourri, qu'il digère et dorme de même, — il engraissera et deviendra actif; or un scrofuleux qui engraisse en devenant plus actif est un scrofuleux qui se guérit.

10° *Affections et maladies microbiennes.* — Une dernière indication, et des plus importantes, trouve dans les eaux minérales de Salies l'une des médications qui conviennent aux maladies et aux affections qui la présentent : c'est l'*indication anti-microbienne.* Le développement que j'ai donné, dans la première partie, à cette question capitale, me permet de ne faire que rappeler ici, en quelques mots, comment les eaux de Salies répondent à cette indication. Je ne puis, pour le moment, affirmer que les eaux si fortement salées de Bayàa et surtout celles d'Oràas (301 grammes de sels par litre) soient, dans le sens absolu des mots, *antiseptiques, antizymotiques, microbicides.* Les expérimentations spéciales qui pourraient le démontrer n'ont pas encore été faites. Je suis cependant convaincu qu'elles possèdent ces qualités.

Comment expliquer en effet la guérison des chancres suppurés survenus aux oreilles des chiens de chasse, par la simple application de l'eau salée sur les surfaces ulcérées ? Ici, pas d'action générale, car pas de bains; et cependant ces ulcères suppurants avaient résisté à une foule de topiques excitants, même à des cautérisations énergiques.

Et ces vastes foyers suppurés des abcès froids et ossifluents, ces collections purulentes tuberculeuses, n'étaient-ils pas remplis de staphylocoques, de streptocoques, de vibrions septiques, de bacilles de Koch, etc...? Pour déterger et transformer leurs surfaces malades et infectées, a-t-il fallu autre chose qu'une large ouverture permettant la libre pénétration de l'eau salée pure pendant la durée des bains?

Je sais que, dans ces cas, l'action stimulante générale de l'eau minérale corrigeait de son côté l'organisme défaillant, relevait son énergie nutritive et le provoquait à la formation de bourgeons charnus et de tissus de réparation. Mais n'importe; il n'en est pas moins avéré que si l'action locale de l'eau salée sur ces vastes surfaces infectées de microbes a tout d'abord provoqué une poussée suppurative, bientôt ont disparu et bacilles et autres microbes pathogènes, à mesure que les poches suppurées et les abcès, depuis longtemps ouverts, se sont comblés et cicatrisés. Qu'on donne à cette action le nom qu'on voudra : pour moi, elle est anti-microbienne.

Si, en poussant plus loin la discussion, je ne craignais d'abuser de l'attention de ceux qui liront ces lignes, je poserais cette simple question : « En quoi consiste donc l'indication formelle des maladies microbiennes de l'homme ? » Si je répondais, je dirais : « Elle consiste, afin de détruire les microbes et leurs poisons, à stériliser les milieux humains où ils pénètrent, sans altérer gravement ces milieux eux-mêmes. » — *Primo, non nocere.*

Quelle épithète donner à un agent qui va, dans des tissus envahis par des microbes, provoquer par sa seule présence des actes vitaux parfois suffisants pour produire un milieu inhabitable pour ces microbes ? Que fait le chlorure de sodium dans ces cas ? Ne devient-il pas l'occasion irrésistible d'oxydations actives, qui ne seraient pas accomplies sans sa présence ? L'expérimentation l'affirme. L'oxygène, au contact de ce sel, se fixe donc énergiquement, d'une part sur les matériaux oxydables des tissus menacés ; une plus vive chaleur en est la conséquence, tandis que le chlorure de sodium entraîne aussitôt vers les organes lointains de l'élimination, ces produits des oxydations ; le milieu perd ainsi l'oxygène sans lequel périssent les microbes aérobies, et c'en est fait de ces micro-organismes.

D'autre part, le même chlorure de sodium provoque l'oxydation, au sein même des protoplasmas inter et intra cellulaires des microbes anaérobies qui s'y sont introduits ; ils périssent à leur tour en présence de l'oxygène.

Enfin, l'action mécaniquement détersive des bains et des douches locales d'eau fortement salée, en produisant une propreté parfaite de la peau et des muqueuses que les eaux peuvent atteindre, constitue l'une des principales conditions de l'antisepsie.

Une aération large, une insolation tempérée, et les mouvements actifs ou passifs que provoquent la marche, les promenades en voiture, et le massage apportent leur part d'action dans cette médication anti-microbienne. Les microbes en effet, n'aiment ni le grand air, ni le soleil, ni le mouvement.

L'organisme lui-même, je l'ai démontré ailleurs, remonté dans ses synergies vitales et dans ses puissances locales par la cure de Salies, exerce aussi lui son action directement microbicide. Peut-on lui refuser cette faculté quand on le voit tendre, par ses propres efforts curateurs, à fermer complètement aux microbes les portes accidentellement ouvertes par les maladies, à la surface de la peau et des muqueuses? Et que dire de ces leucocythes immédiatement diapédésés, à la première apparition des microbes dans les tissus de l'homme, de ces cellules qui, autour de ces champignons, se mettent aussitôt en mouvement, se multiplient et, à l'exemple des amibes, allongent leurs membranes, comme des tentacules, pour les saisir, les phagocyter et les détruire?

Une dernière observation : on sait avec quelle inertie réactionnelle les organismes affectés de maladies chroniques répondent ou plutôt ne répondent pas aux incitations des médicaments qu'on y introduit. C'est en vain le plus souvent que les remèdes les mieux indiqués, les plus judicieusement choisis, sont administrés : tous échouent contre cette indifférence de l'organisme affaibli. Il n'a plus l'énergie vitale de réagir ni d'exécuter le mouvement thérapeutique; or, on a observé bien souvent que tel médicament demeuré longtemps sans effets, malgré ses indications les plus spécifiques, retrouve toute son efficacité dans les semaines qui suivent la cure par les Eaux minérales de Salies. C'est que, dans ce cas, l'homme malade a recouvré des forces suffisantes pour subir l'action de la cause thérapeutique et médicamenteuse, et réagir avec un tel succès, sous son incitation, que des affections, seulement améliorées pendant la cure, guérissent complètement et définitivement dans les mois suivants.

Au terme de cette étude, forcément incomplète, je crois cependant pouvoir maintenir ce que j'ai inscrit à sa première page, et affirmer la puissante *Action des Eaux minérales de Salies-de-Béarn contre l'évolution chronique des maladies et des affections morbides, et leurs complications microbiennes.*

TABLE DES MATIÈRES

DEUXIÈME PARTIE

Thérapeutique rationnelle appliquée aux maladies et aux affections chroniques et aux complications microbiennes qui guérissent à Salies-de-Béarn.

www.ingramcontent.com/pod-product-compliance
Ingram Content Group UK Ltd.
Pitfield, Milton Keynes, MK11 3LW, UK
UKHW021042200726
13857UKWH00003B/781

9 782012 877863